Fach-
buch
Klett-Cotta

»Das Gehirnfitnesstraining LINK MOVES® bereichert meinen Alltag als Physiotherapeutin enorm. (...) Die Patienten erkennen bei sich insgesamt eine gesundheitliche Verbesserung, z. B. beim Stehen, Gehen und der Feinmotorik.«
Annette B., Physiotherapeutin, Schweiz

»Seien Sie darauf gefasst, dass das LINK MOVES®-Training Ihnen völlig neue visuelle Wahrnehmungen eröffnet und seien Sie bereit, sich auf diese unbekannte Reise einzulassen: Das Gehirn atmet auf.«
Martin J., Führungskraft eines europaweit tätigen Unternehmens

»Mein jüngerer Sohn kann sich schlecht konzentrieren, Vokabeln lernen war oft eine Quälerei. Seit wir die LINK MOVES®-Übungen regelmäßig nachmittags machen, fällt ihm das Merken und Lernen deutlich leichter. Somit bin auch ich viel entspannter – eine Win-win-Situation!«
Stefanie M., Mutter von zwei Söhnen im Alter von 10 und 13 Jahren

HEIDRUN LINK

Gehirn an – Stress aus

Fitness für Kopf, Körper und Persönlichkeit

KLETT-COTTA

Die digitalen Zusatzmaterialien haben wir zum Download auf www.klett-cotta.de bereitgestellt. Geben Sie im Suchfeld auf unserer Homepage den folgenden Such-Code ein: **OM98358**

MIX
Papier | Fördert gute Waldnutzung
FSC® C083411

Klett-Cotta
www.klett-cotta.de
J. G. Cotta'sche Buchhandlung Nachfolger GmbH
Rotebühlstraße 77, 70178 Stuttgart
Fragen zur Produktsicherheit: produktsicherheit@klett-cotta.de

Illustrationen: Nadine Schuble (www.pikapow.de)
Cover: Bettina Herrmann, Stuttgart
unter Verwendung eines Fotos von © Helene Schweizer
Gesetzt von Eberl & Koesel Studio, Kempten
Gedruckt und gebunden von CPI – Clausen & Bosse, Leck
ISBN 978-3-608-98358-6

Vierte Auflage, 2026

Bibliografische Information der Deutschen Nationalbibliothek
Die Deutsche Nationalbibliothek verzeichnet diese Publikation in der Deutschen Nationalbibliografie; detaillierte bibliografische Daten sind im Internet über http://dnb.d-nb.de abrufbar.

BEWEGUNG hat Macht
BEWEGUNG macht den **MENSCHEN**

Heidrun Link

Für alle Menschen
Für die Gesundheit

Inhalt

Online-Material zu diesem Buch

- 6 visuelle Reminder (»Seepferdchen«, »Königin Amygdala«, »Dominanzen«, »Schiedsrichter«, »Straßenbauer« und »Trichter«)
- Vorlage Dominanzprofil
- Vorlage Augenklappe
- ABC-Hand-Fuß-Koordination

Vorwort

Gehirn an – Stress aus

Eigentlich unlogisch, sagen viele, wenn sie diesen Titel lesen. Denn um Stress abzubauen, muss ich doch mein Gehirn abschalten. Oder etwa nicht?

Ich bin der Meinung, nein, der absoluten Überzeugung: Ich muss mir selbst darüber bewusst sein, was »da oben« in meinem Kopf passiert und vor allem, was wir da Wunderbares mit uns herumtragen, 24 Stunden am Tag, 365 Tage im Jahr! Erst wenn ich dieses Bewusstsein habe, kann ich an meiner eigenen Stressprävention und somit an meiner Balance, Konzentration und Gesundheit arbeiten. Das ist auch das, was ich seit vielen Jahren mit den Menschen, denen ich in meiner Arbeit begegne, erlebe. Ich wünsche mir von Herzen, dass ich genau das auch bei Ihnen erreiche.

In einfacher Sprache, so dass es auch für diejenigen unter Ihnen verständlich ist, die keine Neurowissenschaftler sind, und mit vielen Bildern, Übungen, Tipps und Tricks sowie Anregungen zum Reflektieren, Aufschreiben, Ausschneiden und Ausmalen, soll es für Sie und Ihre Schaltzentrale ein wichtiger Begleiter werden. Ich selbst bin keine Neurowissenschaftlerin, ich habe mich nur vor vielen Jahren in die Neurowissenschaft verliebt. Sie hat mich voll im Griff! Seither schaffe ich es nicht mehr, ohne irgendein Fachbuch aus dem Haus zu gehen. Ich nutze jede freie Minute, um mich mit der meiner Meinung nach spannendsten und faszinierendsten Wissenschaft, die es gibt, zu beschäftigen.

Am Anfang habe ich vieles nicht verstanden, musste so einiges nachschlagen. Ich habe zahlreiche Weiterbildungen und Fortbildungen besucht und mich auf neurowissenschaftlichen Kongressen und Foren herumgetrieben (das mache ich heute natürlich auch noch).

Meine große Vision ist es, diese komplexe und auch teilweise komplizierte Wissenschaft so weit herunterzubrechen, dass auch ein Laie etwas von ihr versteht und dieses Wissen für jeden Menschen zugänglich wird.

Ich möchte Lust auf Bewegung machen, Menschen in Bewegung bringen und wünsche mir, das mit diesem Buch und den LINK MOVES® zu erreichen.

Ich bin davon überzeugt, dass der Mensch in vielen Situationen anders mit sich, seiner Gesundheit, seinen Ressourcen und somit auch mit seinem eigenen, einzigen und individuellen Gehirn umgeht, wenn erst einmal das Bewusstsein dafür geschaffen ist, was »da oben«, in unserer Schaltzentrale, eigentlich passiert.

Seien Sie gut zu Ihrem Gehirn. Sie haben nur eins und das ist einzigartig, genau wie Sie!

In diesem Sinne: GEHIRN AN – STRESS AUS!

Ihre Heidrun Link

… und glauben Sie mir, in meinem nächsten Leben weiß ich, was ich studieren werde!

1 Einleitung: Willkommen im 21. Jahrhundert!

Stressprävention, Konzentration, Digitalisierung, höher, schneller, weiter, besser, effektiver, effizienter, motiviert und leistungsstark, belastbar, produktiv, perfekt, ausdauernd, überdurchschnittlich …

Das sind Schlagworte, die Sie sicherlich schon oft gehört oder gelesen haben. Es wäre kein Problem, viele tausend Wände mit all diesen Schlagwörtern zu beschriften.

Herzlich Willkommen im 21. Jahrhundert oder auch in der Arbeitswelt 4.0! Mit all ihren Vorteilen, die uns, auch aufgrund der Digitalisierung und des technologischen Fortschritts geboten werden und trotzdem oder vielleicht sogar genau deswegen, auch mit all den Nachteilen!

Was von uns gefordert, erwartet und verlangt wird, setzt uns permanent unter Druck. Die Erwartungshaltung unseres Chefs, der Kollegen, aber auch der Familie, dem Freundeskreis oder dem Verein, für den wir uns ehrenamtlich engagieren, bringt uns mitunter in Not. Aber auch das, was wir vielleicht selbst von uns erwarten, setzt uns zusätzlich unter unseren ganz eigenen Erwartungsdruck.

Was macht das mit uns?

Was macht das mit mir als Mensch, als Individuum?

Was macht das mit meinem Gehirn, der »Schaltzentrale« meines Körpers und somit auch mit meinen Empfindungen?

1.1 Sprechen Sie manchmal mit Ihrem Gehirn?

Stellen Sie sich einmal vor, Sie könnten mit Ihrem Gehirn sprechen und hätten die Möglichkeit, es zu fragen: »Sag mal, liebes Gehirn, wie geht es dir denn in dieser reizüberfluteten Zeit mit all ihren Anforderungen?«

Ich kann mir gut vorstellen, dass das Gehirn Ihnen folgende Antwort geben würde: »Ich fühle mich oft eingeengt, kann nicht mehr reagieren oder agieren. Fast schon wie in einer Sackgasse. Meine Konzentration sinkt, weil ich in manchen Momenten keinen Ausweg finde und es nur noch in eine Richtung geht. Ich kann nicht mehr klar und lösungsorientiert denken und fühle mich komplett blockiert!«

Ich kann es mir nicht nur vorstellen, nein, ich bekomme das seit vielen Jahren von Menschen aus unterschiedlichsten Bereichen des Arbeitslebens erzählt und geschildert. Und ich kann es sehen, wenn ich vor Ort in Unternehmen bin. Ich kann es sehen, weil ich schon immer Menschen beobachte und darauf achte, wie es ihnen geht. Wie sie sich verhalten, was sie erzählen, was ihr Gesichtsausdruck mir erzählt.

Menschen aus unterschiedlichsten Bereichen des Lebens. Begonnen bei den Erzieherinnen und Erziehern im Kindergarten oder den Lehrerinnen und Lehrern samt den Kindern. Es geht hinein in die Unternehmen und öffentlichen Einrichtungen bis hin zu Senioreneinrichtungen, Kliniken für psychische Erkrankungen, physiotherapeutische Praxen und Rehazentren. Zu beobachten ist das überall, wo Menschen »funktionieren« sollen, egal ob jung oder alt! Denn schließlich haben wir ja alle ein Gehirn!

Ihr persönlicher Antistress-Werkzeugkoffer

Laut der WHO (Weltgesundheitsorganisation) ist Stress eine der größten Gesundheitsgefahren des 21. Jahrhunderts. Die WHO rechnet damit, dass bereits im Jahr 2020 jede zweite Krankmeldung auf Stress zurückzuführen sein wird.[1]

Eine schwerwiegende Aussage, unter die ich aus meiner Erfahrung in der Praxis leider einen großen Haken machen kann. Natürlich empfindet jeder Mensch Stress auf eine andere Art und Weise und natürlich gibt es auch unterschiedlichste Arten von Stress. Fakt ist jedoch, dass viele Menschen extrem unter der ständigen Stressbelastung leiden.

Was ist also das beste Werkzeug, um an der eigenen Stressprävention zu arbeiten? Die Antwort ist ganz simpel und liegt im Grunde auf der Hand: Es ist wichtig, dass jeder Mensch seinen individuellen »Antistresswerkzeugkoffer« bei sich trägt und diesen gut mit Werkzeugen gefüllt hat. So haben Sie die Möglichkeit, je nach Situation auf das für Sie richtige Werkzeug zurückgreifen zu können.

Ich frage die Menschen oft, wie sie an ihrer eigenen Stressprävention arbeiten. Was tun sie dafür, dass es ihnen gut geht bzw. dass sie möglichst stressfrei durch den Tag kommen? Oft erhalte ich dann Antworten wie: »Ich gehe am Abend ins Fitnessstudio«, »Ich gehe zweimal pro Woche laufen«, »Ich gehe Radfahren«, »… Schwimmen«, »… zur Massage«, und vieles andere mehr.

All das sind natürlich gute Werkzeuge. Aber stellen Sie sich folgende Situationen vor: Sie sollen mit Ihrem Kind Hausaufgaben machen, aber es will nicht so richtig klappen? Ihr Klient kommt völlig gestresst ins Personal Training und kann sich nicht konzentrieren? Als Physiotherapeut ist es Ihnen wichtig, zwischen den einzelnen Einheiten kurze Unterbrechungen einzufügen, damit sich der Patient wieder besser auf die nächste Einheit einlassen kann? Und was können Sie tagsüber tun, wenn Sie am Arbeitsplatz sitzen und sich nicht mehr konzentrieren können? Was können

Sie tun, wenn Sie eine Präsentation vor sich haben und das Gefühl nicht loswerden, vor einer schwarzen Wand zu stehen? Hier ist es natürlich nicht unbedingt förderlich, die Laufschuhe anzuziehen und davonzulaufen.

Genau hier setzt LINK MOVES® an! Die Übungen des Trainings sind einfache Bewegungsübungen, die Sie zu jeder Zeit in Ihren Alltag integrieren können.

Ich gebe Ihnen das Bild des Werkzeugkoffers mit und gleich zu Beginn dürfen Sie überlegen und auch gerne notieren, welche »Werkzeuge« Sie schon in Ihrer Werkzeugkiste haben.

Ist es vielleicht Yoga, Meditation und bewusste Ernährung oder auch eine besondere Form der Atemtechnik? Ist es ein gutes Zeitmanagement, Selbstmanagement oder ein leidenschaftliches Hobby? Dann ist ihr Koffer schon sehr gut gefüllt!

Welche Werkzeuge haben Sie? Die folgende Abbildung bietet Ihnen die Möglichkeit, sich Ihren individuellen Werkzeugkoffer zusammenzustellen. Überlegen Sie sich in den nächsten Tagen, welche Werkzeuge Sie bereits haben bzw. gerne hätten, und tragen Sie diese im Bild oder auf der folgenden Seite ein.

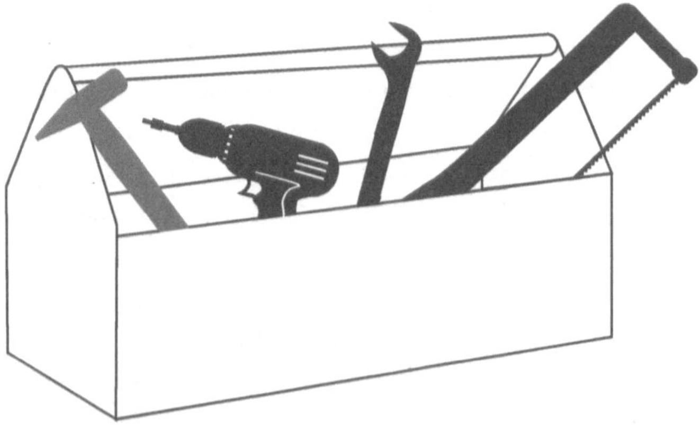

Abb. 1: Antistress-Werkzeugkoffer

Mein persönlicher Antistress-Werkzeugkoffer

Diese Werkzeuge habe ich schon …

Diese Werkzeuge möchte ich mir anschaffen …

Doch egal, wie voll oder leer Ihr Koffer bisher ist, ich habe für Sie ein weiteres (oder sogar das erste) Werkzeug dabei, das »LINK MOVES®«-Werkzeug. Was Sie mit diesem Werkzeug anfangen können, ist Folgendes:

Mit diesem Werkzeug können Sie gezielt an Ihrer

- Konzentration,
- Stressprävention,
- Tagesmüdigkeit,
- Schlafschwierigkeiten,
- und inneren Balance

arbeiten. Und zwar ohne Aufwand, Mühe und ohne sich die Laufschuhe anziehen zu müssen! Selbst Menschen ohne große Sportbegeisterung können die Übungen mit Leichtigkeit durchführen. Und auch wenn ich nicht versprechen kann, dass die Übungen bei jedem gleich wirken, eines kann ich Ihnen versprechen: Sie werden dabei sogar Spaß haben.

1.2 Fragen über Fragen

Angst, Stress, Konzentrations- und Motivationsschwierigkeiten, und Denkblockaden sind keine guten Begleiter im täglichen (Berufs-)Alltag. Haben Sie sich schon einmal überlegt, was das mit Ihrem Gehirn zu tun hat?

»Gibt es Übungen, um meine Konzentrationsfähigkeit zu verbessern?«

»Gibt es Möglichkeiten, um aus einer Deckblockade heraus ins lösungsorientierte Denken zu kommen?«

»Haben Sie eine Idee, wie ich an meiner Stressprävention und somit an meiner Balance arbeiten kann?«

Das sind nur ein paar wenige Fragen, mit denen ich seit einigen Jahren immer häufiger konfrontiert werde. Die gute Nachricht ist: natürlich gibt es solche Übungen, sogar eine ganze Reihe davon!

Mit diesen können Sie präventiv und situativ an Ihrer eigenen Stressresistenz und Konzentrationsfähigkeit arbeiten. In diesem Buch stelle ich Ihnen einige davon vor.

Aufgrund der ansteigenden Reizüberflutung ist es wichtig und wird in Zukunft immer wichtiger, unserem Gehirn immer wieder einmal die Möglichkeit zu geben, an nichts zu denken. Sich in einem Moment nur auf eine einzige Sache zu konzentrieren, genau das schaffen wir mit den Übungen in diesem Buch.

1.3 Die drei wichtigsten Faktoren für geistige Gesundheit ein Leben lang

Zusammengefasst kann man sagen, dass drei Faktoren für lebenslange geistige Fitness entscheidend sind:

- Geistige Aktivität
- Soziale Kontakte
- Körperliche Aktivität

Sehen wir uns diese drei Faktoren einmal näher an. Millionen Menschen versuchen, mit Denksport-Aufgaben geistig fit zu bleiben. Doch ob Kreuzworträtsel, Sudokus und Zahlenspiele den natürlichen Abbau der geistigen Fähigkeit wirklich aufhalten können, wird von Gehirnforschern stark bezweifelt und immer mehr Experten distanzieren sich vom Versprechen der Gehirnjogging-Anbieter. Denn zum Faktor »geistige Aktivität« kommen eben noch zwei weitere wichtige Faktoren hinzu, damit das Gehirn mit dem versorgt wird, was es ein Leben lang braucht. Diese zwei Faktoren sind körperliche Aktivität und soziale Kontakte.

Faktor 1: Geistige Aktivität

Dazu zählen zum einen die oben genannten Denksportaufgaben. Eine weitere gute Möglichkeit, das Gehirn zu aktivieren, ist es, den eigenen Namen vorwärts und rückwärts zu buchstabieren und die Buchstaben dabei laut auszusprechen. Hier kann natürlich auch jedes beliebige andere Wort benutzt werden, um so den Schwierigkeitsgrad nach und nach zu steigern.

Faktor 2: Soziale Kontakte

Gemeinsam im Team, im Personal Training, in der Group Fitness, unter Kollegen und in der Familie macht alles doppelt so viel Spaß. Dabei werden wichtige Glücks- und Bindungshormone ausgeschüttet und gleichzeitig Stresshormone abgebaut.

Faktor 3: Körperliche Aktivität

Hier geht es nicht um den täglichen Marathonlauf! Einfache koordinative Bewegungen wie die klassische Überkreuzbewegung werden kombiniert mit kognitiven bzw. geistigen Aufgaben, also beispielsweise Wörter buchstabieren oder Zahlenreihen aufsagen, während wir uns bewegen. Wenn sich alle Teilnehmer dann noch zwischendurch abklatschen, kann gar nichts mehr schief gehen.

Genau das ist das Besondere am LINK MOVES®-Training. Es beinhaltet alle drei Faktoren und ist somit ein Garant für optimales Gehirntraining!

ZUSAMMENGEFASST

Geistige Gesundheit basiert auf drei Faktoren:

- Geistige Aktivität
- Soziale Kontakte
- Körperliche Aktivität

Es gibt nichts, was es (noch) nicht gibt

Ich denke, wir leben in einer Zeit, in der keiner mehr das Rad neu erfinden kann, zumindest in dem Bereich, in dem ich mich bewege.

Das stellen auch die Menschen fest, die zu mir in einen Vortrag oder ein Seminar kommen. Ganz oft kommt folgende Bemerkung, nachdem sie einige Übungen kennenlernen durften: »Das sind ja im Grunde ganz alte und auch einfache Übungen, die in irgendeinem Teil meines Gehirns abgelegt und nicht mehr aktiviert worden sind.« Ich schmunzle dann immer und sage: »Ja genau, darum geht es ja!«

Genau das ist mein Ziel. Ich möchte Ihnen zeigen, wie Sie mit ganz einfachen Übungen, die jeder von Ihnen durchführen kann, maximale Verbesserungen erzielen können. Die Übungen sind trotz der vermeintlichen Einfachheit gleichzeitig komplex und effektiv, was die meisten Menschen überrascht. Es ist immer wieder herrlich zu sehen, wie die Menschen über sich selbst lachen können. Viele stellen wider Erwarten fest, dass sie auch bereits bei geringem Aufwand doch recht schnell an ihre Grenzen kommen. Diese Grenzen wiederum sind aber gut so und gesund für uns als Menschen. Es macht etwas mit uns und ich hoffe, es macht auch etwas mit Ihnen!

Lassen Sie uns an dieser Stelle gemeinsam einen Moment innehalten. Reflektieren Sie sich, während Sie dieses Buch in der Hand halten. Geht es Ihnen gut? Gehen Sie jeden Tag entspannt an oder stehen Sie permanent unter Strom? Da Sie dieses Buch gekauft haben, vermutlich letzteres.

Tun Sie sich selbst und Ihrer Schaltzentrale Gehirn etwas Gutes. Stellen sie Ihren »Leseschalter« an und ich nehme Sie mit auf eine kleine bewegende Reise durch und für Ihr Gehirn. Keine Sorge, Sie brauchen dafür kein neurowissenschaftliches Vorwissen mitzubringen. Ohne Theorie kommen wir zwar nicht aus, aber die muss ganz und gar nicht grau sein. Sie werden überrascht sein, was unser Gehirn alles kann und wie komplex das Zusammenspiel zwischen Hirn und Körper ist. Und es wird natürlich um das heiß diskutierte Thema Stress gehen: Was ist Stress eigentlich? Was passiert in meinem Kopf, wenn ich Stress habe? Wann ist Stress schädlich und warum kann Stress sogar gut für mich sein? Wie kann ich

Stress abbauen bzw. wie kann ich mich überhaupt davor schützen, in Stress zu geraten? Um all das wird es in den Kapiteln 2 bis 5 gehen, die neben vielen spannenden Infos und Fakten zum menschlichen Hirn auch zahlreiche praktische Tipps und Tricks, kleine Aufgaben und vieles mehr für Sie bereithalten.

Konkrete Bewegungsübungen aus dem LINK MOVES®-Gehirnfitnesstraining finden Sie in Kapitel 6, jeweils gepaart mit »visuellen Remindern«, denn das Gehirn lernt am besten anhand von Bildern und möchte immer wieder an bereits Gelerntes erinnert werden.

Diese »visuellen Reminder« und weitere Vorlagen zum Ausschneiden, Ausmalen und Aufkleben stelle ich Ihnen außerdem als Downloadmaterial zur Verfügung.

So haben Sie unterschiedliche Möglichkeiten, um an Ihrer eigenen »Datenautobahn« zu arbeiten, denn je breiter diese in Ihrem Gehirn ist, desto weniger stehen Sie, sinnbildlich gesprochen, im Stau.

Alles, was ich jetzt noch brauche, ist Ihre Aufmerksamkeit, Ihr Interesse und Ihren klaren Verstand.

Ich wünsche mir, dass das Feuer in mir auf Sie überspringt – und wenn es nur ein Funken davon ist – für Sie, für eine bessere Balance für Ihr Gehirn, Ihren Körper, Ihre Persönlichkeit!

2 Das Gehirn – ein Wunderwerk der Natur!

Wie oft machen Sie sich eigentlich Gedanken über Ihr Gehirn? Nie? Äußerst selten? Dann geht es Ihnen wie den meisten Menschen. Viele von uns haben eine Mitgliedskarte in einem Fitnessstudio (einige gehen sogar hin!), um ihre Muskeln aufzubauen, abzunehmen, körperlich fit zu bleiben oder ihre Kondition zu verbessern. Für unser Gehirn gibt es jedoch kein Fitnessstudio, in dem wir es trainieren könnten. Müssen wir das überhaupt? Es funktioniert doch auch ohne unser Zutun, oder? Da kann ich nur bedingt zustimmen:

Ich möchte Sie neugierig machen auf dieses wunderbare Organ, das am oberen Ende Ihrer Wirbelsäule sitzt und von der Schädelhöhle geschützt wird. Eine schöne Vorstellung, wie ich finde! Schützen auch Sie ihr Gehirn, um es bis ins hohe Alter voll funktionsfähig zu erhalten. Dafür möchte ich Ihr Bewusstsein jetzt mit ein paar Zahlen, Daten und Fakten schärfen. Für alle Menschen, die lieber gleich praktisch loslegen möchten, hier ein Hinweis: Ein paar Zahlen, Daten und Fakten gehören einfach immer mit dazu, um die Funktionsweise des Gehirns besser zu verstehen. Aber Sie können aufatmen, denn ich habe meist eine schöne Geschichte dazu parat, dann fällt die Verknüpfung leichter!

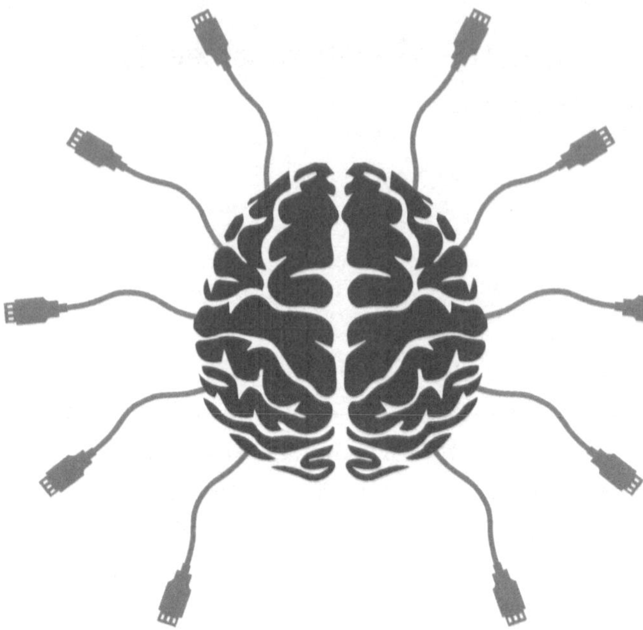

Abb. 2: Schaltzentrale Gehirn

2.1 Schwerer Brocken oder Leichtgewicht?

Das menschliche Gehirn wiegt im Schnitt 1,3 kg, bei Männern etwas mehr als bei Frauen.[2] Ja, liebe männliche Leser, wenn ich das bei meinen Vorträgen erwähne, geht immer ein Raunen und überzeugtes Nicken durch die Menge. Ich muss Sie jedoch enttäuschen, denn das hat nichts mit Ihrer Intelligenz zu tun, sondern damit, dass das Gehirn ca. 2 % des körpereigenen Gewichtes ausmacht. Da die Herren nun einmal, statistisch gesehen, etwas schwerer sind als die Damen, ist auch deren Gehirn etwas schwerer.

2.2 Immer schön weiteratmen

Ihr Gehirn verbraucht ca. 20 % des gesamten Sauerstoffbedarfs Ihres Körpers.[3] Dieser Sauerstoff befindet sich im Blut. Das Gehirn wird genau wie der restliche Körper durchblutet. So kommt der Sauerstoff, der dem Gehirn als »Nahrung« dient, dort an. Sicherlich haben auch Sie schon oft von der Bedeutsamkeit der richtigen Atmung gehört oder gelesen. Für den ein oder anderen mag es auch esoterisch klingen, die richtige Atmung ist jedoch elementar wichtig für die optimale Versorgung Ihrer Schaltzentrale. Vor allem in stressigen Situationen bzw. immer dann, wenn Ihre volle Konzentration gefordert wird.

Beobachten Sie sich einmal selbst: Was passiert mit Ihrer Atmung, wenn Sie sich in einer extremen Stresssituation befinden oder Sie sich sehr stark konzentrieren müssen? Oft fangen wir an, hektisch ein- und auszuatmen, oder wir halten die Luft sogar komplett an. Versuchen Sie, beim nächsten Mal in so einer Situation ganz bewusst langsam und gleichmäßig zu atmen. Sie werden sehr schnell einen positiven Unterschied bemerken!

In meinen Vorträgen starte ich häufig mit einer Übung zur Steigerung der Konzentrationsfähigkeit und es ist immer wieder erstaunlich, dass die Atmung der Teilnehmer während der Übung sehr flach wird, es ist fast nicht mehr zu erkennen, dass überhaupt geatmet wird. Das kommt daher, dass sich die meisten Menschen extrem auf meine Anweisungen konzentrieren und diese dann auch korrekt umsetzen wollen. Grundsätzlich ist das ja eine tolle Sache. Aber wenn es uns gelingt, während der Übung zudem noch bewusst zu atmen, dann machen wir schon sehr viel richtig. Dazu gibt es einen ganz einfachen Trick: Lachen Sie herzlich (was bei den Trainings sowieso immer passiert) oder sprechen Sie, während Sie eine Übung machen. So gelangt ganz automatisch Sauerstoff ins Gehirn.

Das ist auch einer der Gründe, warum ich in meiner Methode

immer die Sprache integriere. Das heißt, Sie dürfen nicht nur, sondern sollen sogar während der Übungen sprechen. Aber nicht in dem Sinne, dass Sie Ihrem Gegenüber von Ihrem letzten Urlaub erzählen. Das kann zwar sehr schön sein und ist bei Menschen, die sich nicht kennen, zu Beginn der gemeinsamen Bewegung hilfreich, um sich besser kennenzulernen. Was aber tatsächlich Teil der Übung ist, sind spezielle Aufgaben, wie z. B. den eigenen Namen vorwärts und rückwärts laut zu buchstabieren. Hierzu finden Sie eine Übung in Kapitel 6.3, Stichwort »Königin Amygdala«.

TIPPS UND TRICKS

Um Ihr Gehirn stets mit genug Sauerstoff zu versorgen, gibt es ein paar ganz einfache Tricks: Machen Sie im Büro oder zuhause tagsüber immer mal wieder das Fenster auf, laufen Sie in der Mittagspause eine Runde an der frischen Luft, lassen Sie das Auto mal stehen und fahren Sie mit dem Fahrrad zur Arbeit. Oder Sie lassen das nächste Meeting mit den Kolleginnen und Kollegen im Freien stattfinden, beim gemeinsamen Spazierengehen an der frischen Luft entstehen oft die besten Ideen. Einige Teams aus Unternehmen, die diese Tipps beherzigen und in der Praxis umsetzen, berichten von sehr positiven Erfahrungen. Denken Sie mal darüber nach!

2.3 Energieeffizienz-Klasse A++

Kommen wir zum Thema Energieverbrauch. Hier geht es ausnahmsweise nicht um die Stromfresser in Ihrem Zuhause! Auch Ihr Gehirn ist nämlich ein regelrechter Energiefresser. Es ist für 20 % des gesamten Energieverbrauches Ihres Körpers zuständig und das unabhängig vom Körpergewicht.[4] So verbraucht Ihre Schaltzentrale rund 50 % mehr Energie als Ihr Herz. Verrückt!

Und aufgepasst! In stressigen Situationen verbraucht das Gehirn noch mehr Energie. Woher das Gehirn diese notwenige Energie bekommt? Das geht vor allem über gehirngerechte Ernährung. Dazu zählen u.a. Paprika mit etwas Zitrone, Walnüsse, Gemüse und Omega-3-Fettsäuren. Im Buchhandel finden sich ebenfalls zahlreiche Ratgeber zu diesem Thema. Informieren Sie sich einmal darüber, was Ihr Gehirn als gute Nahrung betrachtet – sofern der Punkt »gesunde Ernährung« nicht bereits in Ihrer Antistress-Werkzeugkiste (s. Kapitel 1.1) zu finden ist –, z.B. in meinem Podcast »Gehirn an – Stress aus«, Folge 22.[5]

Energie gewinnt das Gehirn aber auch durch Bewegung, weil es durch Bewegung besser durchblutet wird. Und schon sind wir wieder bei den LINK MOVES®-Übungen. Selbst durch kleine Bewegungseinheiten bekommt Ihr Gehirn neue Energie.

2.4 Wasser marsch!

Neben der Bewegung und der Ernährung ist ein weiterer Faktor essenziell wichtig, nämlich die Flüssigkeit.

Das menschliche Gehirn besteht zu 70–80 % aus Wasser, wenn wir auf die Welt kommen, sind es sogar um die 90 %! Also ein ganz schön schwammiges Unterfangen. Bei der Vorstellung, ein Gehirn in die Hand zu nehmen, läuft es mir kalt den Rücken hinunter. Geht es Ihnen auch so? Ganze 1400 Liter fließen in Form von Blut täglich durch dieses wichtige Organ.[6] Selbst ein geringer Flüssigkeitsmangel macht sich dort schnell bemerkbar. Unter anderem durch Kopfschmerzen, Müdigkeit und sinkende Konzentration. Das ist ja auch kein Wunder bei den vielen Nervenbahnen, die ausreichend mit Flüssigkeit versorgt werden wollen.

Was müssen wir tun, um unser Gehirn gut zu versorgen?

Hier gibt es viele Diskussionen und unterschiedliche Meinungen. Derzeit liegt die Empfehlung für Jugendliche und Erwachsene bei mindestens 1,5 Liter Wasser oder ungesüßte Tees pro Tag. Natürlich ist der Flüssigkeitsbedarf bei jedem Menschen unterschiedlich hoch. Wenn Sie viel Sport treiben, macht es selbstverständlich Sinn, mehr zu trinken.

TIPPS UND TRICKS

Trinken Sie vor allem auch dann, wenn Sie keinen Durst haben oder wenn sommerlich heiße Temperaturen herrschen. Hier gilt ausnahmsweise einmal nicht die Devise »weniger ist mehr«, sondern »je mehr, desto besser«!

Eine tolle Entwicklung, die ich sehen kann, ist, dass immer mehr Unternehmen den Mitarbeitern und Mitarbeiterinnen kostenfreie Wasserspender zur Verfügung stellen. Auch die Schulen sollten hier umdenken und die Kinder auch während dem Unterricht und vor allem bei Klassenarbeiten immer wieder trinken lassen.

Als meine Tochter in der dritten Klasse war, erzählte sie mir eines Tages, dass es im Sportunterricht nicht erlaubt sei, etwas zu trinken. Was glauben Sie, wer am nächsten Tag in der Schule stand und darum bat, dass diese Regel aufgehoben wird? Mit Erfolg, denn seither dürfen die Schüler auch im Sportunterricht trinken. Also achten Sie auf genügend Flüssigkeitszufuhr für sich und Ihr Umfeld.

2.5 Wir fahren auf der Datenautobahn

Mit der Geburt stehen dem Gehirn, je nachdem welcher Studie man glaubt, ca. 86 bis 100 Milliarden Neuronen zur Verfügung.[7] Neuronen sind Nervenzellen, also elektrisch erregbare Zellen, die Informationen aufnehmen, verarbeiten und weitergeben. Sie vernetzen sich durch elektrische Impulse miteinander. Neuronen sind ein grundlegendes Element des Nervensystems im menschlichen Körper. Diese ca. 86 bis 100 Milliarden Neuronen sind wiederum mit ca. 1 Trio. Synapsen verbunden. Ich kann gut verstehen, wenn diese Vorstellung für Sie gar nicht so einfach zu visualisieren ist. So ein riesiges Netzwerk soll unter unserer Schädeldecke sitzen?! Aber genauso ist es, und wir haben sogar die Chance, diesen »Rohling«, mit dem wir dem Erlanger Neurobiologen Ralph Dawirs nach auf die Welt kommen,[8] auch noch bis ins hohe Alter zu formen.

Es liegt also in unserer eigenen Verantwortung, aus diesen Trampelpfaden große, breite und vernetzte Datenautobahnen zu bauen. Wenn Sie gleich damit beginnen möchten, blättern Sie vor zu Kapitel 6.7, Stichwort »Straßenbauer«. Dort finden Sie ein paar Übungen, mit denen Sie Ihre Datenautobahn verbreitern können. Ansonsten lesen Sie einfach hier weiter.

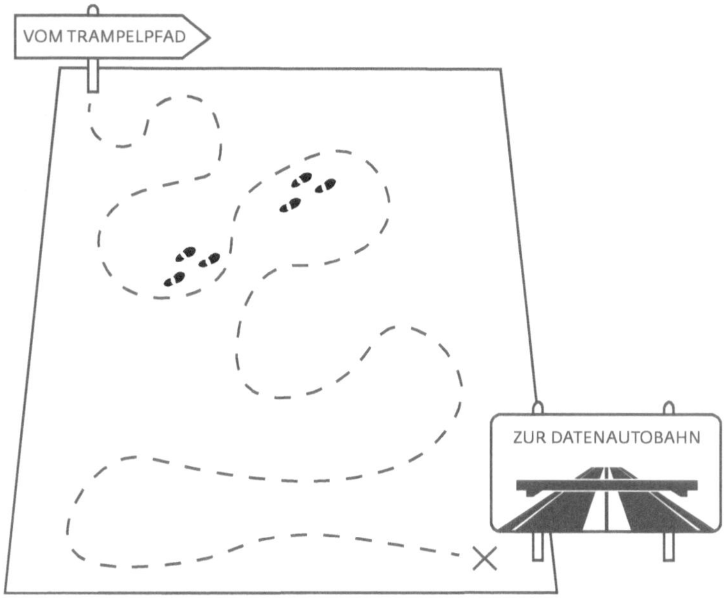

Abb. 3: Vom Trampelpfad zur Datenautobahn

Diese Aufgabe beginnt direkt nach der Geburt. Neugeborene profitieren immer von einer abwechslungsreichen und spannenden Umgebung. Das soll jedoch nicht heißen, dass man es – wie ich es leider auch sehr oft erlebe – in puncto Abwechslung nicht auch übertreiben kann! Es bringt nichts, ein Babyzimmer mit Mobiles zuzuhängen, um das Kind herum unterschiedlichstes Tast-Spielzeug zu verteilen oder den Fernseher mit Wissenssendungen laufen zu lassen. Diese Sinneserfahrungen haben keinen Bezug zu irgendeiner Handlung. Viel sinnvoller kann es sein, ein Baby etwas mit all seinen Sinnen selbst erleben und erfahren zu lassen. Auch hier gilt ganz klar die Devise »weniger ist mehr«. Ein paar Töpfe und Schüsseln in der Küche, mit denen ein Kleinkind spielt, ist schon eine solche Sinneserfahrung. Eltern tun ihren Kindern etwas Gutes, indem sie ihnen einen Apfel zum Betasten geben, der sich anders anfühlt als beispielsweise eine Ananas. Im Grunde ist es ganz einfach: Wir brauchen nur das zu tun, was wir ohnehin tun, und unsere Kinder daran teilhaben zu lassen. Mit unserem Baby sprechen, spielen, Grimassen schneiden, singen, fühlen, aufmerksam und zärtlich sein und uns vor allem gemeinsam BEWEGEN, ist das Beste, was wir für seine Entwicklung tun können!

100 Milliarden Nervenzellen, die sich immer weiter vernetzen, je mehr die Kinder dazulernen? Das klingt doch toll, oder? Dann muss ich mir keine Sorgen um mein Gehirn machen! Ganz so einfach ist es leider nicht – das wäre ja aber auch langweilig! Heute wissen wir, dass das Gehirn ungefähr ab dem 25. Lebensjahr fertig entwickelt ist.[9] Ab diesem Zeitpunkt geht es auch schon wieder »abwärts« mit uns! Bei einem gesunden Menschen sterben jährlich 1–2 % der Nervenzellen ab, bei Menschen, die z. B. an Demenz erkrankt sind, aber auch bei Alkoholmissbrauch oder Drogenkonsum sind es natürlich entsprechend mehr.[10]

Dazu kommt es besonders im fortgeschrittenen Alter zu weiteren organischen Veränderungen, u. a. zu einer Abnahme der Nervenzellen, zu Pigmenteinlagerungen, einer Verschmälerung der

Hirnwindungen sowie einer Abnahme der Neurotransmitter. Weitere mögliche Veränderungen sind ein verändertes Schlafverhalten und eine verringerte Bewegungsaktivität: Durch die Verlangsamung der Informationsverarbeitung sinkt zum Beispiel die Schreibgeschwindigkeit im Alter um etwa 30 %.[11] Die Orientierung in unübersichtlichen und neuen Umgebungen fällt zunehmend schwerer. Die Aufmerksamkeitsspanne reduziert sich. Auch die kognitiven Fähigkeiten, wie die Wahrnehmung, das Denken, das Erkennen und Erinnern, sowie die koordinativen Fähigkeiten, wie die Konzentrations- und Gleichgewichtsfähigkeit, nehmen ab, allerdings von Mensch zu Mensch in sehr unterschiedlichem Maße.

Damit aber genug der schlechten Nachrichten, denn jetzt kommt eine richtig gute Nachricht! Und zwar eine, die in die Geschichte der Neurowissenschaft eingegangen ist.

Im Jahr 1999 wurde mit einer sensationellen Entdeckung ein in der Gehirnforschung lange Zeit als unumstößlich geltendes Dogma zu Grabe getragen. Peter S. Eriksson von der Sahlgrenska-Universitätsklinik in Göteborg (Schweden) und Fred H. Gage vom Salk-Institut für Biologische Studien in La Jolla (Kalifornien) publizierten damals mit einigen Kollegen die aufsehenerregende Neuigkeit, dass auch noch im Erwachsenenalter zumindest in einem ganz bestimmten Bereich des Gehirns noch regelmäßig neue Nervenzellen erzeugt werden.[12]

Dieser Bereich ist einer der wichtigsten Gehirnareale überhaupt und kommt sogar gleich zweimal in unserem Gehirn vor: einmal in der rechten und einmal in der linken Gehirnhälfte. Das Areal, das von seiner Form her einem Seepferdchen sehr ähnelt und darum auch Hippocampus (altgriechisch für Seepferdchen) genannt wird, wird uns durch das Buch begleiten. In Kapitel 5.2 können Sie noch mehr darüber erfahren, was den Hippocampus so wichtig und einzigartig macht.

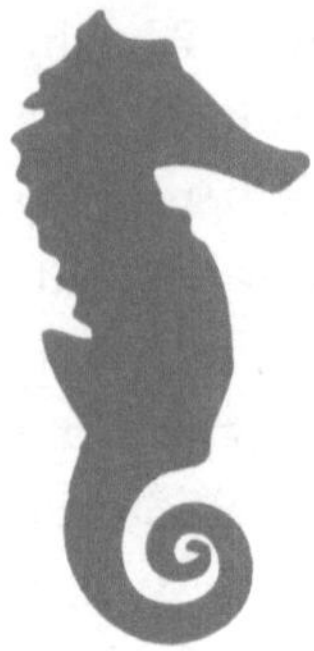

Abb. 4: Hippocampus

Der Hippocampus (in der Mehrzahl die Hippocampi) spielt eine wichtige und wesentliche Rolle bei der Gedächtnisbildung. Dazu muss er jedoch mit allen Sinnen bewegt und befeuert werden. Denn dann entstehen, bildlich gesprochen, aus kleinen Neuronen-Trampelpfaden große Datenautobahnen in unserem Gehirn. Unser Gehirn ist also wandlungsfähig und wir können selbst am Ausbau unseres neuronalen Autobahnnetzes mitwirken! Je breiter diese Bahnen sind, desto leistungsfähiger sind wir, desto besser können wir uns konzentrieren, kreativ denken und Stress bewältigen.

Sie können sich das so vorstellen: Wenn Sie regelmäßig im Fitnessstudio Ihren Bi- und Trizeps trainieren, werden diese stark und fest, ein regelrechtes Muskelpaket. So ist es auch mit Ihrem Hippocampus, der Ihnen jeden Tag einen großen Korb neuer Neuronen schenkt, die Sie stimulieren und bewegen dürfen. Puh, nochmal Glück gehabt!

Dem Abbau von Nervenzellen kann man außerdem durch körperliches Gehirnfitnesstraining plus regelmäßigen geistigen und sozialen Aktivitäten entgegenwirken! Das ist ein wichtiger Ansatzpunkt, um bis ins hohe Alter unsere koordinativen und kognitiven Fähigkeiten zu trainieren und damit präventiv auch Alterserscheinungen wie Demenz vorzubeugen.

▶ **WUSSTEN SIE SCHON ...?**

Demenz ist der Oberbegriff für Erkrankungsbilder, die mit einem Verlust der geistigen Funktionen wie dem Erinnern, der Orientierung und dem Verknüpfen von Denkinhalten einhergehen und die dazu führen, dass alltägliche Aktivitäten nicht mehr eigenständig durchgeführt werden können. Eine der bekanntesten Formen ist die Alzheimer-Demenz.[13] Das LINK MOVES®-Gehirnfitnesstraining allein kann Demenz zwar nicht verhindern. Es ist aber erwiesen, dass Faktoren wie regelmäßige Bewegung, das Lösen geistiger Aufgaben bis ins hohe Alter, und gute soziale Kontakte den Verlauf verlangsamen und in manchen Fällen dafür sorgen, dass die Krankheit gar nicht erst ausbricht (wie in der sogenannten »Nonnenstudie« gezeigt werden konnte[14]).

Noch ein schönes Bild zum Schluss, mit dem ich die Menge an Neuronen, die jeder einzelne von uns im Gehirn hat, meiner Tochter verdeutlicht habe: Wenn Sie alle Neuronen zu einer langen Nervenbahn verbinden würden, dann würden wir damit 145-mal um die Erde kommen.[15] Verrückt, oder?!

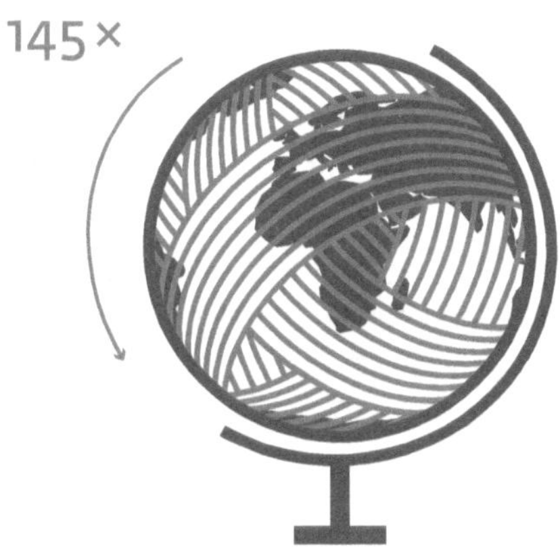

Abb. 5: Würde man die Neuronen nur eines einzigen menschlichen Gehirns zu einer langen Kette verbinden, hätten sie eine Gesamtlänge von 145 Erdumrundungen!

ZUSAMMENGEFASST

Fakten über die Schaltzentrale Gehirn:

- 1,3 kg wiegt das Gehirn im Durchschnitt, das sind ca. 2 % des gesamten Körpergewichts.
- Es verbraucht 20 % des körpereigenen Sauerstoffs im Blut.
- 20 % des Gesamtenergiebedarfs des Körpers werden vom Gehirn verbraucht.
- Es besteht zu 70–80 % aus Wasser.
- 100 Mrd. Nervenzellen besitzt das Gehirn, diese sind mit 1 Trio. Synapsen verbunden.
- 5,8 Mio. km lang sind alle Nervenbahnen des Gehirns zusammen, dies entspricht 145 Erdumrundungen.

TIPPS UND TRICKS

Um Ihr Gehirn gut zu versorgen und auch in stressigen Zeiten nicht »den Kopf zu verlieren«, brauchen Sie nicht viel zu tun:

- Beobachten Sie Ihre Atmung in stressigen Situationen oder in Situationen, in denen Sie sehr konzentriert sind. Atmen Sie in diesen Situationen bewusst durch die Nase ein und durch den Mund aus.
- Öffnen Sie ein Fenster oder gehen Sie an die frische Luft. Vielleicht verlegen Sie sogar das nächste Meeting nach draußen.
- Trinken Sie genügend Wasser (Empfehlung: 1,5 l am Tag, bei Sport oder Hitze entsprechend mehr).
- Unser Gehirn schenkt uns jeden Tag neue Neuronen, die wir »bewegen« dürfen und auch sollten. Schon 10 Minuten täglich die eigene Lieblingsübung ausführen, reichen aus, um unsere Neuronen in Schuss zu halten.

3 Das Gehirn im Zeitalter Stress

3.1 Fühlen Sie sich reizüberflutet?

Kennen Sie das Gefühl, in einer völlig überfüllten Straßenbahn zu stehen? An jeder Station geht die Tür auf, immer weitere Fahrgäste drängeln sich herein und keiner steigt aus. Es wird voller, enger, lauter, immer mehr Gerüche und Geräusche kommen hinzu, Sie riechen den Achselschweiß Ihres Nachbarn! Sie stehen mittendrin, können sich nicht mehr bewegen, können weder reagieren noch agieren. Eine sehr unangenehme Situation, die Sie vielleicht schon einmal selbst erlebt haben.

Ich persönlich kenne das auch. Ich bin körperlich gesehen nicht die Größte und steckte wortwörtlich einmal mittendrin in so einer Situation, als ich an einem Septemberabend zur Cannstatter Wasenzeit (dem berühmt-berüchtigten Stuttgarter Volksfest) einfach nur nach Hause fahren wollte. Die Straßenbahn war beim Einsteigen schon sehr gefüllt – viele gut gelaunte Wasengäste auf dem Weg zum Fest, ich auf dem Weg nach Hause.

Mir erging es genau wie oben beschrieben! Ich konnte mich nicht mehr bewegen, nicht reagieren, nicht agieren, eine für mich sehr unangenehme Situation. Schließlich, und das war schon fast lustig, wollten an der nächsten Station auch noch Fahrkartenkontrolleure einsteigen. Sie kamen allerdings nicht dazu, weil das Abteil bereits völlig überfüllt war – sehr zur Freude der Fahrgäste ohne Fahrschein!

Lange Rede, kurzer Sinn, als ich eine Haltestelle vor meiner eigenen ausstieg, um die letzten Meter lieber zu Fuß zurückzulegen, überlegte ich mir, dass unser reizüberflutetes Gehirn, wenn es sprechen könnte, sicher eine ähnliche Geschichte erzählen würde. Dass es sich oft eingeengt fühlt und keinen Platz hat, um klar denken zu können, Ideen zu entwickeln und Lösungen zu finden.

Gehen wir nochmal zurück zu meinem Erlebnis in der Bahn. Was hätte passieren müssen, damit die Kontrolleure ihrer Arbeit hätten nachgehen können? Was genau braucht ein Fahrkartenkontrolleur dazu?

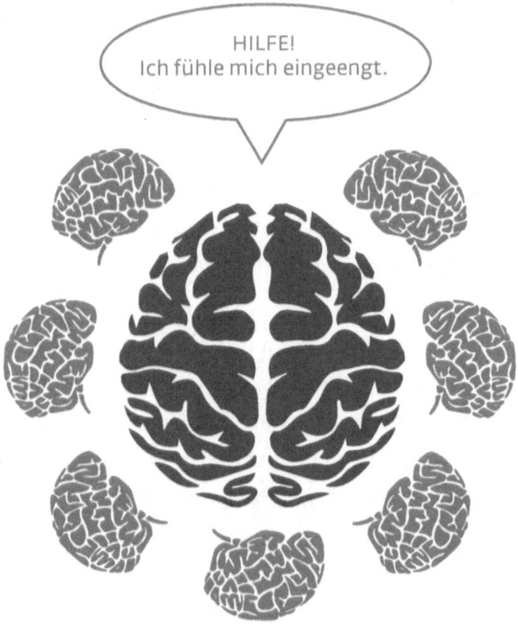

Abb. 6: Reizüberflutung

Ganz genau: Der Fahrkartenkontrolleur braucht PLATZ, er braucht (einigermaßen) leere Gänge in der Bahn! Genau so ist es auch mit Ihrem Gehirn, der Schaltzentrale Ihres Körpers. Ihr Gehirn atmet auf und freut sich, wenn Sie immer mal wieder ganz bewusst die »Gänge leeren«, damit es die Möglichkeit hat, sich zu entfalten.

Und wie bekomme ich die Gänge leer?

Das erreichen Sie unter anderem mit den Übungen, die Sie hier im Buch finden. Achtung: Meistens tritt der erwünschte Zustand übrigens nicht während der Übung ein, sondern danach!

Wir sprechen dann vom sogenannten »Flowzustand«. Was das bedeutet und warum dieser Zustand so gesund für das menschliche Gehirn und somit auch für Sie ist, lesen Sie in Kapitel 3.4.

Kehren wir noch einmal zurück zum Bild der vollen Straßenbahn bzw. zum reizüberfluteten Gehirn. Um zu verstehen, was dabei im Gehirn passiert, möchte ich Ihnen zuerst erklären, in welcher enormen Vielfalt all diese Reize im Gehirn ankommen.

Eine der wichtigsten Aufgaben Ihres Gehirns ist die Informationsaufnahme, die auf unterschiedlichen Kanälen stattfindet. In diesem Augenblick nehmen Sie z.B. Informationen beim Lesen dieses Buches auf. Sie können Informationen aber auch durch das Hören eines Hörbuchs aufnehmen oder durch das Anschauen einer Wissenssendung im Fernsehen. Auch wenn Sie in einem Seminar sitzen und dem Referenten zuhören, oder einfach nur von A nach B mit der Straßenbahn fahren, nehmen Sie Informationen auf. Das ist der erste Schritt, die *Informationsaufnahme.*

In einem zweiten Schritt werden diese Informationen nun selektiert (*Informationsauswahl*): Was ist mir wichtig, was ist mir nicht wichtig? Der Text dieses Buches ist immer der gleiche, die darin enthaltenen Informationen kommen jedoch bei jedem Leser anders an. Denn Ihr Gehirn selektiert das, was für Sie spannend ist, Ihnen Spaß macht und was Sie hoffentlich in Ihrem persönlichen Alltag unterstützt. Im Grunde werden die Informationen ausgewählt, die Sie in diesem Moment brauchen.

Da ist das Gehirn ein wirklich guter Begleiter! Beobachten Sie selbst einmal in Ihrem Alltag, wie zuverlässig ihr Gehirn Ihnen immer die Informationen liefert, die Sie im jeweiligen Moment gerade brauchen.

Eine Seminarteilnehmerin hat mir dazu eine Geschichte erzählt, die ich nicht vergessen werde. Sie lebte viele Jahre in Paris und dachte während dieser Zeit immer wieder für sich, wenn sie einmal schwanger werden sollte, müsse sie die Stadt verlassen. Sie meinte, es gebe zu wenig Spielmöglichkeiten für Babys bzw. kleine Kinder. Als sie dann tatsächlich schwanger wurde, entdeckte sie plötzlich überall, an jeder Bushaltestelle, in Parks und in Restaurants, Frauen mit Kleinkindern. Ihr Gehirn zeigte ihr zudem zahlreiche Kindergärten und Spielplätze in ihrem Wohnviertel.

Ein weiteres Beispiel: Erst vor Kurzem habe ich mich mit jemandem darüber unterhalten, ob es eigentlich noch Reisebüros gebe, und just beim nächsten Besuch in der Innenstadt hat mir mein Gehirn auf Anhieb gleich zwei Reisebüros präsentiert.

Das kommt daher, dass sich mein Fokus immer wieder verändert. Das Gehirn achtet darauf, was ich brauche oder was mich interessiert, ist das nicht toll?!

Erst wenn Ihr Gehirn aus all den Informationen die für Sie wichtigen selektiert hat, kann dieses *Wissen angewendet* bzw. auch *weitergegeben* werden. Im Grunde ganz einfach!

3.2 Nur die Spitze des Eisbergs

Wie und wo kommen nun die Informationen oben im Gehirn an? Dazu habe ich ein schönes Bild für Sie, das eines Eisbergs.

Vielleicht kennen Sie ähnliche Darstellungen noch aus der Schule oder sie sind Ihnen schon einmal in einem anderen Buch begegnet. Der Eisberg wird gerne herangezogen, wenn man zeigen will, dass unter einer sichtbaren Oberfläche vieles liegt, das wir nicht sehen bzw. wahrnehmen. Denn die sichtbare Spitze, die aus dem Wasser herausragt, beträgt gerade einmal ca. 10 % dieses Monstrums, und wer schon einmal einen Eisberg gesehen hat, der weiß, dass unser Gehirn schon diese 10 % als riesig wahrnimmt! Die anderen 90 % des Eisbergs befinden sich unter der Wasseroberfläche und sind

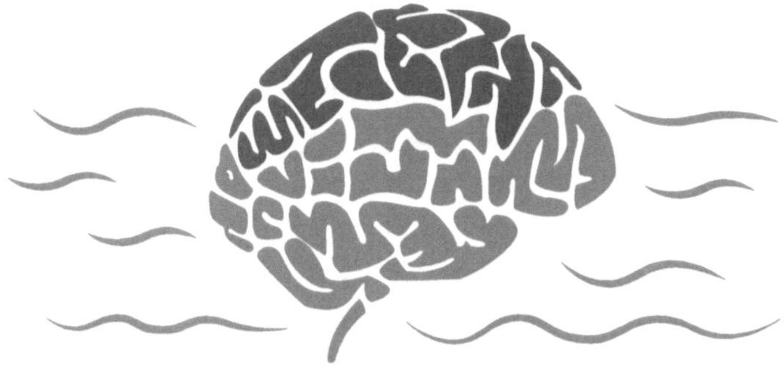

Abb. 7: Bewusstsein und Unterbewusstsein

somit für das menschliche Auge nicht sichtbar. So ist es auch mit der Informationsflut, die in jeder Sekunde auf Ihr Gehirn hereinprasselt! Nur bis zu 10 % aller Informationen nehmen wir bewusst auf, dagegen ca. 90 % im Unterbewusstsein. Mit anderen Worten: Analog zu riesigen, aber unsichtbaren Eismasse unter Wasser ist das unser sogenanntes Bauchgefühl im Gehirn.

Das Bewusstsein arbeitet zudem um ein vielfaches langsamer als unser Unterbewusstsein. Im Cortex, unserer Großhirnrinde, befindet sich unser Denk- und Sprachzentrum, das wir bewusst steuern. Daher benötigt dieses mehr Zeit zum Verarbeiten von Informationen als das Unterbewusstsein.

Der Neurowissenschaftler António Damásio definiert den Begriff »Bewusstsein« übrigens wie folgt: »Bewusstsein ist ein Geisteszustand, in dem man Kenntnis von der eigenen Existenz und der Existenz einer Umgebung hat.«[16]

Ich hatte ja schon am Anfang erwähnt, dass ich in meiner Methode sehr gerne und viel mit der Sprache arbeite. Denn mit ihrer Hilfe schaffen wir es, unser Bewusstsein *und* unser Unterbewusstsein zu trainieren. Warum ist das so? Für sich allein genommen sind die oft einfachen Bewegungsübungen schnell automatisiert und können unbewusst ausgeführt werden. Kommt jedoch eine weitere Aufgabe hinzu wie beispielsweise die, den eigenen Namen vorwärts und rückwärts zu buchstabieren, dann benötigen wir gleichzeitig auch Zugriff auf unser Sprach- und das Denkzentrum.

Das Tolle dabei ist: Immer dann, wenn wir eine motorische mit einer kognitiven Aufgabe verknüpfen, hat das Gehirn keine Möglichkeit mehr, an etwas anderes zu denken als an die auszuführende Übung. Gedanken daran, was noch alles auf der eigenen To-Do-Liste steht, mit wem Sie gerade noch ein Steitgespräch geführt haben, oder was Sie heute noch kochen wollen, haben dann keinen Platz in Ihrem Bewusstsein und das ist Balsam für Ihr Gehirn!

Polizeikontrolle

Wie schnell das Unterbewusstsein und wie »langsam« das Bewusstsein ist, können Sie immer wieder in Ihrem eigenen Alltag beobachten. Stellen Sie sich folgende Situation vor:

Sie sind tagsüber mit dem Auto zu einem Termin unterwegs. Sie sind nüchtern, Ihre Papiere liegen im Auto, der TÜV Ihres Autos ist aktuell, Sie sind angeschnallt und das Handy liegt in der Mittelkonsole. Sie fahren um eine Kurve und sehen direkt dahinter eine Polizeikontrolle stehen. Sämtliche Autos vor Ihnen werden herausgewunken. Jetzt mal ganz ehrlich, was schießt Ihnen in der ersten Millisekunde in den Kopf?

Das Unterbewusstsein stellt blitzschnell einige Fragen, das Bewusstsein antwortet etwas langsamer:

Bin ich angeschnallt?	Ja, wie immer.
Hab ich meine Papiere dabei?	Ja, im Handschuhfach.
Wo ist mein Handy?	Ordnungsgemäß in der Mittelkonsole.
Hat das Auto TÜV?	Ja, noch die nächsten 8 Monate.
Habe ich etwas verbrochen?	Nein ☺

Bewusst oder unbewusst?

Auf dieser Seite dürfen Sie Ihre eigenen Beobachtungen notieren. Wenn Sie Autofahrer sind, überlegen Sie sich, wie Sie in einer Polizeikontrolle reagieren würden, oder überlegen Sie sich eine andere Situation, in der Sie schon einmal aus dem Unterbewusstsein bzw. dem Bewusstsein reagiert haben. Das soll Ihnen verdeutlichen, wie schnell unser Unterbewusstsein oftmals arbeitet.

Hier habe ich bewusst gehandelt:

Hier habe ich unbewusst reagiert:

Jetzt wissen wir also, in welcher Flut die Reize im Gehirn ankommen. Da verwundert es nicht, dass es für uns eine große Herausforderung darstellt, uns auf das Wesentliche zu fokussieren und zu konzentrieren. Wir »verzetteln« uns leider zu oft und geraten unter Druck und Stress. Das hat zur Folge, dass unsere Schaltzentrale ins Wanken kommt.

Wenn Sie zum Thema Reizüberflutung und Informationsverarbeitung eine visuelle Unterstützung brauchen oder schon mit Übungen starten möchten, blättern Sie vor zu Kapitel 6.8, Stichwort »Trichter«. Ansonsten lesen Sie einfach weiter.

ZUSAMMENGEFASST

- Wichtige Aufgaben des Gehirns sind
  - die Informationsaufnahme,
  - die Informationsauswahl,
  - und die Weitergabe und Anwendung des Wissens.
- Ca. 10 % der Informationen, die unser Gehirn erreichen, werden im Bewusstsein und ca. 90 % im Unterbewusstsein aufgenommen.
- Sie können im Alltag beobachten wie Ihre Bewusstseinsebene und die Ebene Ihres Unterbewusstseins arbeiten.

3.3 Die richtige Frequenz finden (Gehirnwellen steuern)

In diesem Kapitel will ich Ihr Bewusstsein für die verschiedenen Gehirnwellen schärfen, da dies sehr hilfreich sein kann, um aus dem »Informationsstrudel«, mit dem wir täglich konfrontiert sind, herauszukommen.

Wenn wir im Stress sind, arbeitet das Gehirn auf Hochtouren. Aber ist das auch ein Zustand, in dem wir effektiv sind? Dazu muss man etwas über die Arbeit der Neuronen wissen: Wir erinnern uns, Neuronen sind für die Weiterleitung und Verarbeitung von Reizen zuständig und bilden zusammen eine gigantische Datenautobahn. Die einzelnen Neuronen kommunizieren dabei durch elektrische Impulse miteinander. Werden Informationen im Gehirn verarbeitet, wechseln die beteiligten Gehirnzellen also ihren elektrischen Zustand. Dabei kommt es zu sogenannten Potenzialschwankungen. Diese Schwankungen der elektrischen Spannung sind messbar. Man spricht dann von den sogenannten Gehirnwellen, bei denen je nach Studie zwischen vier oder fünf verschiedenen Frequenzen unterschieden wird. Da die Gammawellen, die u. a. mit Meditation in Verbindung gebracht werden, nicht zu 100 % erforscht sind, konzentrieren wir uns hier auf die anderen vier Frequenzen.

Betazustand

Beginnen wir bei der Betaebene mit einer Frequenz zwischen 14–30 Hertz. Auf dieser Ebene befinden wir uns in einem Zustand vollen Bewusstseins, sind wach und aufmerksam. Bei Frequenzen im höheren Bereich um die 30 Hertz kommt es sogar zu »sprunghaften Gedanken«. Hier ist der Stresslevel dann schon sehr hoch und volle Konzentration oder lösungsorientiertes Denken sind nicht mehr möglich.

Alphazustand (Flowzustand)

Die Alphaebene hat eine Frequenz von 9–13 Hertz. Diese Ebene, aber auch noch eine niedrige Betaebene, lässt Sie kreativ denken. Sie ermöglicht eine hohe Lern- und Erinnerungsfähigkeit und sorgt für entspannte Aufmerksamkeit. Auf dieser Ebene sähe wohl jeder Unternehmer seine Mitarbeiterinnen und Mitarbeiter und jeder Lehrer seine Schüler und Schülerinnen gerne. Die Alphaebene ist die für uns entscheidende Ebene, weil sie uns in den sogenannten Flowzustand versetzt.

Thetazustand

Bei einer etwas niedrigeren Frequenz, zwischen 4 und 8 Hertz, sprechen wir von der Thetaebene. Hier befinden wir uns schon in der Tiefenentspannung. Wenn Sie regelmäßig meditieren, können Sie durch Meditation auf diese Ebene gelangen. Auch auf dieser Ebene kann Kreativität entstehen, im Unterschied zur Alphaebene erreichen wir diesen Zustand aber meist nur im Liegen oder ruhigen Sitzen. Das ist während eines Arbeits- oder Schultags aber nur schwer umzusetzen. Da ist die Alphaebene doch sehr viel alltagstauglicher, denn hier sind wir sowohl kreativ als auch in einem aktiven Modus.

Deltazustand

Kommen wir noch zur letzten Ebene, der des traumlosen Tiefschlafs. Dies ist die Deltaebene, deren Wellen eine Frequenz von 1–3 Hertz haben. In der Tiefschlafphase werden Informationen vom Kurz- ins Langzeitgedächtnis transportiert. Sie ist also für die Gedächtnisbildung elementar wichtig und unser Hippocampus, den Sie ja bereits in Kapitel 2.5 kurz kennengelernt haben, arbeitet hier auf Höchsttouren.

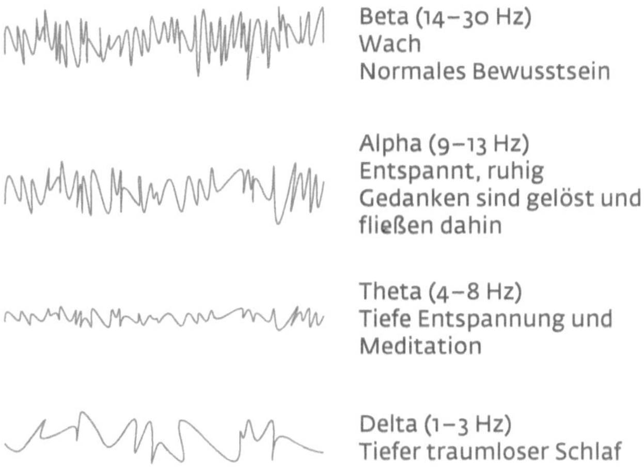

Abb. 8: Gehirnwellen

TIPPS UND TRICKS

Sie stehen vor einer schwierigen Entscheidung oder vor einem scheinbar unlösbaren Problem, können aber einfach keine Lösung finden?

Dann schlafen Sie eine oder mehrere Nächte darüber! So geben Sie Ihrem Hippocampus die Chance, an einer Lösung zu feilen, die Ihnen dann am nächsten Tag wie Schuppen von den Augen fallen wird! (Aber aufgepasst: Sie müssen sich auf der Alphaebene befinden, damit Ihr Hippocampus Ihnen sein Ergebnis präsentieren kann.)

3.4 Wie komme ich in den Alphazustand (»in den Flow«)?

Für uns entscheidend ist, wie wir im vorhergehenden Kapitel gesehen haben, die Alphaebene, auf der wir uns im Flowzustand, also dem Zustand der entspannten Aufmerksamkeit befinden. Diese Ebene ist sozusagen die Metaebene, eine Art übergeordnete Sichtweise des Gehirns, von der aus wir die Dinge aus einer Art Vogelperspektive betrachten und dadurch Lösungsansätze finden können. Wie aber kommen wir auf diese Ebene und damit »in den Flow«?

Auf diese Ebene können uns gezielte Übungen aus dem LINK MOVES®-Training bringen, mit denen Sie Ihrem Gehirn die Möglichkeit geben, sich kurz zu entspannen und »aufzuatmen«. Es kann sich danach besser konzentrieren, ist aufnahmebereiter, kann kreativer denken und mit Stress besser umgehen. Natürlich sind die Übungen aber nicht die einzige Möglichkeit, um in den für uns so gesunden Flowzustand zu kommen. Was gibt es also an weiteren *Möglichkeiten?*

Ich habe ein paar für Sie zusammengetragen, die erste lautet: Sehen Sie jeden Tag 10 Minuten aus dem Fenster und lassen Sie einfach nur Ihre Gedanken schweifen! Das empfiehlt Dr. med. Christian Peter Dogs, ärztlicher Direktor der psychosomatischen Klinik in der Max-Grundig-Klinik in Bühl und Bestsellerautor. Ich gebe zu, dieser Tipp könnte bei vielen Vorgesetzten nicht gut ankommen, obwohl er in der Tat sehr effektiv ist. Aber auch wenn dieser Tipp während der Arbeitszeit für Sie nicht umsetzbar ist, können Sie ihn als Anregung für sich mitnehmen, z. B. wenn Sie das nächste Mal im Zug, im Flugzeug oder im Auto als Beifahrer sitzen. Probieren Sie es selbst aus, stellen Sie sich ggf. einen Wecker, damit Sie die Zeit nicht vergessen, und lassen Sie für 10 Minuten einfach nur die Gedanken fließen.

Den nächsten Tipp möchte ich besonders allen Eltern ans Herz legen: Ein wunderbares Werkzeug, um vor allem das kindliche Gehirn in den Flowzustand zu transportieren, ist Langeweile. Viele

Kinder kennen fast keine Langeweile mehr, sie werden dauerhaft unterhalten und bespaßt! Ihr Gehirn braucht daher selbst nicht mehr zu denken, es braucht nichts zu erfinden, sich keinen Zeitvertreib überlegen oder eigene Ideen entwickeln. Sollten Sie Kinder haben, ermutige ich Sie dazu, den Satz, »Mir ist so langweilig!«, einfach einmal auszuhalten! In dem Moment, in dem dann die Schere gezückt wird, um etwas zu basteln, das Zimmer aufgeräumt wird oder die vernachlässigten Kuscheltiere zum Nachmittagstee eingeladen werden, haben Sie es geschafft! Aber auch uns Erwachsenen schadet es nicht, wenn wir nicht jede Minute in unserem Tagesablauf verplant haben. Sie werden überrascht sein, wie viele Ideen Ihnen kommen, wenn Sie sich einfach mal nichts vornehmen.

Für den letzten Tipp möchte ich etwas ausholen. Denn erst vor Kurzem habe ich einen Vortrag zum Thema Potenzialentfaltung gehört. Der Referent, ein bekannter Redner, war der festen Überzeugung, dass Bügeln als Tätigkeit ein Störfaktor bei der Potenzialentfaltung sei. Dem kann ich leider nicht zustimmen. Ich verrate Ihnen jetzt mein Geheimnis (auch wenn es dann ab sofort kein Geheimnis mehr ist ☺): Ich liebe es, zu bügeln, denn es bringt mich auf die Alphaebene. Schon viele LINK MOVES®-Übungen sind während des Bügelns in meinem Kopf entstanden und wurden danach aufs Papier gebracht. Aber auch bei langen Autofahrten ohne Stau funktioniert das bei mir sehr gut.

Was ich Ihnen damit sagen will? So individuell jeder Mensch, jedes Gesicht, jedes Gehirn ist, so individuell ist auch das, was Sie in Ihren ganz persönlichen Flowzustand bringt.

Und wo ist Ihr Alpha(Flow-)zustand? Diese Frage stelle ich auch in meinen Coachings oder Seminaren. Um Sie dabei zu unterstützen, Ihren Flowzustand zu finden, habe ich Ihnen einige Antworten mitgebracht:

- »Wenn ich koche.«
- »Wenn ich im Garten arbeite.«

- »Wenn ich mit meinem Hund spazieren gehe.«
- »Wenn ich auf der Toilette sitze.«
- »Wenn ich meine Lieblingsmusik höre.«
- »Wenn ich musiziere/ein Musikinstrument spiele.«
- »Wenn ich unter der Dusche stehe.«
- »Wenn ich im Halbschlaf im Bett liege.« (Übrigens der natürlichste Zustand überhaupt)

Und zu guter Letzt eine meine Lieblingsantworten:

- »Wenn ich meiner Frau bei der Hausarbeit helfe!«

Diese außergewöhnliche Antwort stammt von einer männlichen Führungskraft mit sehr hoher Verantwortung. Nach eigener Aussage fehle ihm unter der Woche die Zeit, um für all die Herausforderungen, die ihm auf seiner Position begegneten, passende Lösungen zu finden. Mittlerweile vertraue er aber darauf, dass ihm zuverlässig am Wochenende, beim Staubsaugen, die richtigen Antworten wie Gedankenblitze vor seinem geistigen Auge erscheinen.

ZUSAMMENGEFASST

- Als Flowzustand wird ein Zustand bezeichnet, in dem das Gehirn kreativ und lösungsorientiert arbeiten kann (nämlich dann, wenn »die Gänge leer sind«).
- So finden Sie Ihren individuellen Flowzustand:
  - Lassen Sie Ihre Gedanken einfach mal fließen, z. B. indem Sie 10 Minuten aus dem Fenster sehen.
  - Finden Sie Ihre liebste Routinetätigkeit im Haushalt oder im Büro.
  - Haben Sie keine Angst vor Langeweile!

Damit haben Sie schon einige Anregungen bekommen, die Ihnen hoffentlich dabei helfen, Ihren ganz persönlichen Flowzustand zu finden. Überlegen Sie nun einmal selbst: Gibt es Tätigkeiten, bei denen es Ihnen besonders gelingt, zu entspannen, und bei denen Sie gleichzeitig besonders kreativ und lösungsorientiert denken können? Und sogar zu Höchstform auflaufen? Notieren Sie Ihre Ergebnisse auf der nächsten Seite.

Go with the Flow!

Bei diesen Tätigkeiten komme ich in meinen Flowzustand:

-
-
-
-
-
-
-
-
-

3.5 Die wertvolle Aufmerksamkeit und andere Stressoren

Stressoren wirken von außen auf uns bzw. auf unsere Schaltzentrale ein. Als Stressoren werden innere und äußere Reize bezeichnet, die Stress verursachen. Sie können ganz unterschiedlicher Natur sein und wirken nicht auf jeden Menschen in gleicher Weise ein. Wir können uns also durch ganz unterschiedliche äußere Einflüsse mehr oder weniger gestresst fühlen. Es ist für mich immer wieder faszinierend, zu beobachten, wie unterschiedlich die Menschen, denen ich in meiner Arbeit begegne, beschreiben, was für sie »Stress« ist. Natürlich spielt da die eigene, ganz individuelle Biographie eine große Rolle. Das ist einer der Gründe, warum ich Coaching als sehr spannend, vielfältig und auch als persönliche Bereicherung für mich empfinde. Denn hierbei wird mir immer wieder aufgezeigt, wie unterschiedlich Menschen Stress empfinden, welche Auslöser zu Stress führen und wie die Menschen individuell damit umgehen.

Stressoren lösen Stressreaktionen im Körper aus. Diese Stressreaktionen sollen den Menschen eigentlich schützen, sie können aber auch krank machen (warum das so ist, können Sie in Kap. 3.7 »Gehirn und Körper unter Stress« lesen).

Den Stressor Reizüberflutung haben wir ja bereits behandelt. Welche weiteren Stressoren gibt es außerdem? Welche Faktoren führen noch dazu, dass das Gehirn Alarm schlägt?

Diese Frage stelle ich auch den Teilnehmerinnen und Teilnehmern in meinen Seminaren, indem ich sie für sich selbst den folgenden Satz vervollständigen lasse: »Ich gerate in Stress, wenn …«

Nachfolgend finden Sie ein paar typische Antworten:

- Wenn ich zu viel auf dem Schreibtisch liegen habe.
  (Stressor Erwartungs- und Leistungsdruck)
- Wenn die Stimmung in meinem Team nicht gut ist.
  (Stressor soziales Umfeld)

- Wenn es um mich herum zu laut ist. *(Stressor Lärm)*
- Wenn mir die Zeit davonläuft. *(Stressor Zeitdruck)*

Das sind nur einige der Stressoren, die am häufigsten genannt werden. Nehmen Sie sich doch auch einmal fünf Minuten Zeit und beantworten für sich die Frage, wann Sie besonders in Stress geraten. Überlegen Sie auch, welcher Stressor dahinterstecken kann und notieren Sie ihn. Für beides finden Sie auf der nächsten Seite Platz.

Typische Stressoren, die für Distress (also negativen Stress) verantwortlich sind, sind z. B.:
- Reizüberflutung
- Sorgen, Ängste
- Zeitdruck
- Lärm
- Schmerz
- Krankheit
- Hunger und Durst

Hinzu kommen individuelle Stressoren abhängig von der eigenen Lebensgeschichte. So z. B. ein Teilnehmer meiner Seminare, der mir einmal erzählte, dass seine Schwester aufgrund von Sauerstoffmangel bei der Geburt eine schwere körperliche und geistige Behinderung habe. Diese Behinderung des eigenen Kindes begleitet und belastet die Familie schon ihr ganzes Leben. Es stellt für sie eine permanente Einschränkung in vielen Lebensbereichen dar. Natürlich kann auch Neid oder sogar Hass anderen, gesunden Familien gegenüber entstehen. Aber auch andere Ereignisse, wie der Verlust der Arbeitsstelle, können zu ganz individuellem dauerhaften Stress führen, der sich auch auf die gesamte Familie auswirken kann.

Stress ist individuell – kommen Sie ihm jetzt auf die Schliche!

Ich gerate in Stress, wenn …

Dahinter kann folgender Stressor stecken …

Sehen wir uns nun die Stressoren einmal genauer an, die besonders häufig genannt werden. Einer dieser Stressoren ist der Stressor »Zeitdruck«, der immer wieder in meinen Seminaren auftaucht und den sicherlich auch die meisten von Ihnen kennen. Ich rate meinen Teilnehmerinnen und Teilnehmern dann, sich einmal die folgenden Fragen zu stellen:

Warum läuft Ihnen andauernd die Zeit davon? Warum haben Sie am Abend nicht alles geschafft, was auf Ihrer To-do-Liste stand? Und was haben Sie stattdessen getan?

Natürlich kann es mit einem erhöhten Arbeitsvolumen zusammenhängen oder damit, dass Sie einen kranken Kollegen oder eine kranke Kollegin vertreten und die Arbeit von zwei Arbeitskräften erledigen mussten (leider ist das in den meisten Unternehmen allzu oft der Fall!). Kann es aber mitunter auch damit zusammenhängen, dass Sie sich immer mal wieder ablenken lassen? Dass Ihre Aufmerksamkeit nicht voll auf das gerichtet war, was auf der To-do-Liste stand? Nicht immer haben wir Lust, uns selbst mit der Wahrheit zu konfrontieren. Wenn Ihnen das im Moment zu viel ist, dann lesen Sie dieses Kapitel einfach etwas später. Wenn Sie jedoch der Wahrheit ins Gesicht schauen wollen, bleiben Sie jetzt dran!

3.6 Ablenkung und ihre Folgen

Eine weitere nicht zu unterschätzende Herausforderung für unser Gehirn ist in in der heutigen Zeit die überall lauernde Ablenkung. Facebook, Instagram, Twitter, Snapchat oder einfach nur der Posteingang Ihres Emailprogramms oder das klingelnde Telefon – die Ablenkungen sind vielfältig und permanent da.

Wie viel Zeit kostet Ablenkung?

2016 habe ich einen Vortrag zum Thema »Das Gehirn im Alltagsstress« gehört, der einen nachhaltigen Eindruck bei mir hinterlassen hat. Der Referent, Prof. Dr. med. Volker Busch, stellte verschiedene Studien zu diesem Thema vor, mit z. T. erschreckenden Ergebnissen.

Eines der Ergebnisse dieser Studien lautete, dass wir im Durchschnitt 45 % unserer Arbeitszeit am Arbeitsplatz geistig abschweifen, bzw. uns mit anderen Dingen als der eigentlichen Aufgabe beschäftigen. Durchschnittlich werden wir pro Stunde 11-mal von unserer Arbeit abgelenkt. Jede Minute, in der unsere Aufmerksamkeit unterbrochen wird, bedeutet 5–8 Minuten Zeitverlust. Solange benötigen wir, bis wir wieder konzentriert die Tätigkeit ausführen, bei der wir unterbrochen wurden. Dadurch steigt zugleich unser Stresspegel, sodass die Aufmerksamkeit weiter sinkt, was wiederum 30 % unserer Arbeitszeit kostet und unsere Fehlerquote um 20 % erhöht. Einmal unabhängig davon, was das ein Unternehmen jährlich kostet, lag laut Berechnungen des eco–Verbands der Internetwirtschaft e. V. der Verlust pro Arbeitnehmer im Jahr 2013 bei ca. 12 000 Euro![17]

Die Lösung für dieses Problem heißt: Ablenkung vermeiden und wertvolle Aufmerksamkeit bündeln! Zugegeben, das ist oft nicht so ganz einfach und auch ich muss mir immer wieder an die eigene Nase fassen, lasse ich mich doch nur allzu oft und sehr gerne ablenken und bin dann am Abend unzufrieden mit dem, was ich am Tag geleistet bzw. vielmehr nicht geleistet habe. Für mich hat es sich hier als sehr hilfreich herausgestellt, eine App zur Bildschirmzeitkontrolle auf meinem Handy zu installieren. Ich bin wirklich erschrocken gewesen, als ich am ersten Abend auf die Zeitanzeige gesehen habe: 3 Stunden für soziale Medien, 30 Minuten für Recherche und weitere 20 Minuten auf YouTube!

Und Sie? Fragen Sie sich immer noch, warum Ihnen die Zeit davonläuft?

Ablenkung und ihre Folgen

Notieren Sie einmal für sich:

Wie oft haben Sie sich heute ablenken lassen?

Von wem haben Sie sich ablenken lassen?

Warum haben Sie sich ablenken lassen?

Und vor allem: Wie lange hat es gedauert, bis Sie wieder mit 100 %iger Aufmerksamkeit bei Ihrer Tätigkeit waren?

Übungen zum Thema »Ablenkung« und visuelle Unterstützung finden Sie in Kapitel 6.8, Stichwort »Trichter«.

Selbstdisziplin ist ein wichtiges Werkzeug

Ein gesundes Stressmanagement bedeutet auch immer ein gewisses Maß an Selbstdisziplin. Setzen Sie sich aber bitte nicht unter Druck, wenn Sie auch mal Tage haben, an denen Sie alles andere als diszipliniert sind! Dann passiert nämlich genau das Gegenteil, Sie geraten wieder in Stress. Wenn Sie das Gefühl haben, erreicht zu haben, was Sie wollten, wenn Ihre To-Do-Liste also viele kleine Häkchen zieren und Sie mit ihrem Tagwerk zufrieden sind, haben Sie schon vieles richtig gemacht. Wenn Sie aber am Ende des Tages nach wie vor unzufrieden sind, dann suchen Sie weiter nach den »Zeitfressern«.

Mit der Erwartung, »Ab heute habe ich keinen Stress mehr«, kommen immer wieder Teilnehmerinnen und Teilnehmer in meine Seminare. Das hat mich am Anfang meiner Selbständigkeit ganz schön unter Druck gesetzt (der Stressor Leistungsdruck, erinnern Sie sich?). Inzwischen habe ich gelernt, den Teilnehmerinnen und Teilnehmern diesen Zahn gleich zu Beginn eines Seminars zu ziehen und damit sie und mich von jeder Menge Erwartungsdruck zu befreien. Stattdessen versuche ich, meine Erfahrungen und mein Wissen weiterzugeben, zur Selbstbeobachtung und -reflexion anzuregen und vor allem Lust auf Bewegung zu machen … Das aber umsetzen und ins TUN kommen darf jeder selbst! Haben Sie Spaß dabei!

Ablenkung vermeiden und Aufmerksamkeit bündeln

Wie können Sie es nun schaffen, sich nicht mehr ablenken zu lassen und Ihre Aufmerksamkeit zu bündeln? Auch hierzu habe ich Ihnen eine kleine Zusammenfassung aus der gemeinsamen Arbeit mit meinen Teilnehmerinnen und Teilnehmern im Seminar mitgebracht. Zunächst ist es allerdings essenziell wichtig, die Ursachen Ihrer Ablenkung zu erkennen! Um eine für Sie passende Lösung zu finden, ist das der erste Schritt, diese Schritte können dann folgen:

- Deaktivieren Sie Ihren Posteingang zu klar definierten Zeiten.
- Schalten Sie Ihre Nachrichten stumm.
- Schalten Sie Ihr privates Handy während der Arbeit aus.
- Tragen Sie Zeitfenster in den Kalender ein, die Sie für bestimmte Aufgaben, die Sie vorher definiert haben, geblockt halten.
- Roter Punkt am Arbeitsplatz: Signalisieren Sie, z. B. durch einen großen roten Aufkleber, ein ausgedrucktes Kärtchen mit einer Sprechblase »Bitte nicht stören«, oder mit einem an die Bürotür geklebten Smiley mit der Aufschrift »Ich möchte im Moment nicht unterbrochen werden«, dass Sie nicht gestört werden möchten. Voraussetzung hierfür ist natürlich eine vorherige Vereinbarung mit Ihren Kolleginnen und Kollegen oder Ihrem Team.
- Treffen Sie klare Absprachen mit Ihren Kollegen und Kolleginnen und sorgen Sie für klare Aufgabenverteilungen im Team.

Innerhalb der Familie oder anderen Gruppen, etwa wenn Sie in einem Verein aktiv sind oder in einer WG leben, können Sie diese Regeln ebenso vereinbaren. Damit lassen sich viele Stressfaktoren reduzieren und größere und kleinere Konflikte vermeiden!

3.7 Gehirn und Körper unter Stress

In den vorhergehenden Kapiteln haben Sie die wichtigsten Zahlen, Daten, Fakten über das Gehirn kennengelernt. Sie wissen, in welcher Geschwindigkeit die Informationen im Gehirn ankommen und was passiert, wenn zu viele Reize ankommen. Sie wissen, warum der Flowzustand ein so gesunder ist, und haben gelernt, was

Stressoren sind. Sie haben erfahren, was die kleinen und großen Ablenkungen Sie jeden Tag an Zeit und Aufmerksamkeit kosten und was das mit Ihnen machen kann. Sie haben hoffentlich schon eine ganze Reihe an Fragen für sich klären können, sich selbst bewusst reflektiert und ein paar Aha-Erlebnisse gehabt.

Warum – so fragen Sie sich jetzt vielleicht – wiederhole ich all das an dieser Stelle? Das mache ich ganz bewusst, denn Wiederholung ist gut und wichtig für Ihr Gehirn. Das Gehirn liebt und braucht Wiederholungen und Rituale. Aber es liebt auch Neues. Das Gehirn ist ebenso neugierig wie ein kleines Kind und diese Neugierde darf und sollte von Ihnen gestillt und gefüttert werden. Und zwar am besten, indem Sie alle Sinne hierbei einsetzen! Aber auch hier müssen wir eine gesunde Mischung aus Wiederholungen und Neuem finden.

Der Mensch hört, sieht, riecht, schmeckt, ertastet und erfühlt ständig etwas. Über verschiedene Nerven werden die wahrgenommenen Reize aus seiner Umwelt aufgenommen, das Gehirn verarbeitet diese anschließend. Abhängig von den bisher gemachten Erfahrungen empfinden wir bestimmte Reize als angenehm, andere lösen das Gegenteil in uns aus.

Was passiert, wenn wir unser Gehirn dauerhaft mit negativen Reizen überfordern?

Dann ist die Wahrscheinlichkeit groß, dass diese Reize körperliche und auch psychische Stressreaktionen hervorrufen. Das bedeutet, sie lösen eine Kaskade biochemischer Reaktionen aus, die letztlich zur Ausschüttung von Stresshormonen führt. Diese wiederum versetzen unseren Körper in Alarmbereitschaft. Klingt dieser Zustand für längere Zeit nicht ab, schadet er der Gesundheit.

Verantwortlich dafür sind bestimmte Hirnareale, die zusammenarbeiten. Hier spricht die Gehirnforschung von der sogenannten HHN-Achse, kurz für Hypothalamus-Hypophysen-Nebennierenrinden-Achse. Was es mit dieser kompliziert klingenden Achse auf sich hat, möchte ich Ihnen in ganz einfachen Worten erklären. Sie brauchen sich die einzelnen Hirnareale mit ihren umständlichen Namen nicht zu merken, denn es geht vor allem darum, dass Sie das System dahinter verstehen. Sie sollten ein Bewusstsein dafür bekommen, was in Ihrem Körper bei Stress passiert, damit Sie rechtzeitig auf die Notbremse drücken können. Was also passiert in der HHN-Achse?

Darf ich vorstellen: unsere Kontrollinstanz, der Hypothalamus

Der **Hypothalamus** liegt im Zwischenhirn direkt unterhalb des Thalamus (der auch das »Tor zum Bewusstsein« genannt wird). Seinen Namen trägt er aufgrund seiner Lage, denn das griechische »hypo« bedeutet »unter«. Er sorgt für die Homöostase, also für das Gleichgewicht und die Selbstregulation von Körperfunktionen. Er kontrolliert Durst und Wasserhaushalt, Nahrungsaufnahme, Körpertemperatur, Schlaf-Wach-Rhythmus, Sexualität, und er reguliert die Schilddrüsenfunktion, das körperliche Wachstum und den Energiehaushalt. Er bewirkt Regeneration oder Leistungssteigerung.

Kommt der Hypothalamus aufgrund zu vieler Reize und Stressoren aus dem Gleichgewicht, dann stimmt er sich mit der darunterliegenden **Hypophyse** (auch bekannt als Hirnanhangsdrüse) ab. Diese ist ungefähr so groß wie eine Erbse und stellt eine Art Schnittstelle zwischen Gehirn und Körper dar. Sie steuert also verschiedene Körperfunktionen und spielt eine wichtige Rolle bei der Kontrolle des Hormonhaushalts.

Ein gutes Beispiel dafür, was passiert, wenn der Hypothalamus aus dem Gleichgewicht kommt, stammt von meiner Mitarbeiterin, die ungern mit dem Auto in große Städte fährt, in denen sie sich nicht auskennt. Sobald sie sich auf unbekanntem Terrain befindet, sieht sie sich vielen verschiedenen Reizen ausgesetzt. Die Kinder auf dem Rücksitz, die sich streiten, das Navi, das die aktuellen Baustellen nicht kennt und immer wieder auf den gleichen Weg zurückleiten will, eine blinkende Ampel an einer unübersichtlichen Kreuzung, der hupende Hintermann …

Die Hypophyse hat nun die Aufgabe, die Information »Reizüberflutung« vom Kontrollsystem Hypothalamus an die Nebenniere weiterzugeben. Aber was hat die Niere mit der Stressachse zu tun? Ganz einfach, die Nebennierenrinde ist der äußere Bereich der hormonproduzierenden Nebenniere. Sie ist dreischichtig aufgebaut und produziert über 40 Hormone! Und dazu gehört auch das körpereigene sogenannte »Stresshormon« Cortisol.

Dort produziert, gelangt das Cortisol direkt in die Blutbahn. Über das Blut wird dieses Hormon in die Schaltzentrale Gehirn transportiert, wo es in sehr hoher Konzentration wichtige Gehirnareale, unter anderem den Hippocampus (Gedächtniszentrale), stilllegen kann. Dann sprechen wir vom Konzentrationstief, von der Blockade oder vom Blackout.

Im Beispiel meiner Mitarbeiterin ist es so, dass sie dann als erstes das Radio ausstellen muss, da sie sich nicht mehr auf den Weg konzentrieren kann. Meistens verfährt sie sich trotzdem heillos, was dann noch mehr Stress in ihr auslöst!

Zu schwarz wollen wir das Ganze aber nicht sehen. In Medienbeiträgen wird immer wieder der Anschein erweckt, dass Cortisol grundsätzlich schlecht für uns ist. Das stimmt so nicht. Genauso wie Adrenalin oder Serotonin, die als Glückshormone gelten, erfüllt auch Cortisol eine wichtige Rolle im Körper. Es lässt uns morgens aufstehen und versetzt unseren Körper in den Bereitschaftsmodus, wenn Herausforderungen lauern. Erst wenn zu viel davon zu lange durch den Körper fließt, wird es kritisch. Sie sehen also, auch hier gilt wieder das gesunde Mittelmaß! Konzentrationstiefs, Denkblockaden oder Blackouts sind also Folgen einer übermäßigen Cortisolausschüttung und damit Anzeichen von Stress, die Sie als »Alarmglocke« sehen können. Den Cortisolspiegel messen kann übrigens der Arzt, im Blut, Urin oder auch im Speichel.

Entscheidende Frage – einfache Antwort

Jetzt kommen wir zu einer entscheidenden Frage mit einer überraschend einfachen Antwort, die ich meinen Zuhörerinnen und Zuhörern immer wieder stelle: Wie kann Cortisol abgebaut werden?

Neben der Ernährung, über die das auch wunderbar zu bewerkstelligen ist, sind zwei weitere Faktoren elementar wichtig:

1. Bewegung
2. Schlaf

Bewegung und Schlaf bewirken unmittelbar, dass der Cortisolspiegel sinkt. Durch beides können Sie in stressigen Situationen also auch aktiv Ihren Stresspegel herunterfahren, z. B. wenn Sie gerade aus einem quälend langen Meeting kommen oder Ihr Email-Postfach mal wieder überquillt. Schlafen am Arbeitsplatz ist allerdings nicht unbedingt förderlich für die Beziehung zum Chef und zu den Kolleginnen und Kollegen, also konzentrieren wir uns doch lieber auf die Bewegung!

Und hier, liebe Leserinnen und Leser, bedeutet »Bewegung« nicht Hochleistungssport (da kann es sogar passieren, dass zu viel Cortisol ausgeschüttet wird und der Sportler danach dringend Ruhephasen braucht, um das Cortisol wieder abzubauen). Ganz im Gegenteil! Aus vielen Studien wissen wir heute, dass einfache körperliche Bewegungsübungen, im optimalen Fall gepaart mit einer kognitiven Aufgabe, ausreichend sind, damit ein Entspannungseffekt eintritt.

Wenn Sie gleich ein paar solcher Übungen machen möchten, finden Sie in Kapitel 6 eine ganze Reihe davon.

▸ WUSSTEN SIE SCHON …?

Übrigens gibt es auch eine verminderte Bildung von Cortisol, hier spricht man von **Hypocortisolismus**. Er tritt im Rahmen einer Unterfunktion der Nebenniere auf, die verschiedene Ursachen haben kann.

Diese Unterfunktion kann sich unter anderem als

- Schwächegefühl,
- Müdigkeit,
- Appetitlosigkeit,
- Übelkeit und Erbrechen

bemerkbar machen.

Folgende Abbildung soll Ihnen beim Verstehen des Systems, also des Zusammenspiels von Hypothalamus, Hypophyse und Nebennierenrinden (HHN-Achse), helfen:

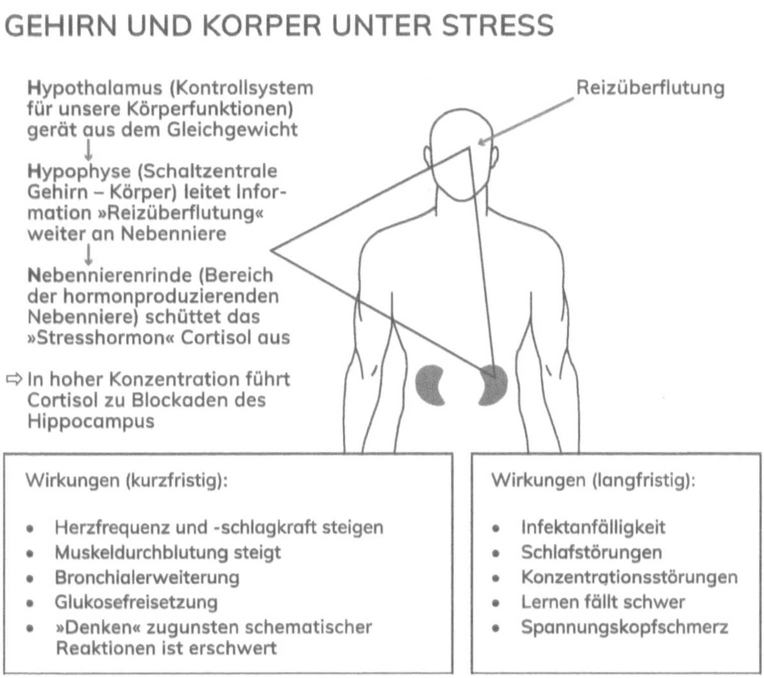

Abb. 9: Hypothalamus-Hypophysen-Nebennierenrinden-Achse

Was geschieht mit uns und unserem Körper, wenn wir Stress haben?

Unmittelbare körperliche Reaktionen auf Stress sind:

- Erhöhter Herzschlag
  → bewirkt, dass mehr Blut befördert werden kann
- Erweiterte Pupillen
  → bewirken, dass die Augen mehr Licht aufnehmen
- Erweitertes Lungenvolumen
  → ermöglicht einen erhöhten Gasaustausch

Diese drei Veränderungen im Körper ermöglichen es uns, schneller zu rennen, härter zuzuschlagen bzw. eine bessere Gesamtübersicht in Gefahrensituationen.

Längerfristige oder für uns nicht sichtbare Reaktionen des Körpers auf Stress sind:

- Die Fortpflanzung wird auf unbestimmte Zeit, abhängig vom individuellen Stresslevel, ausgesetzt.
- Emotionen werden stärker, sie organisieren und mobilisieren das gesamte Gehirn zum Handeln. Unter Stress denken und handeln wir also gefühlsgeleitet, rationales Denken und Handeln ist dann kaum noch möglich.
- Die Amygdala (Angstzentrale, die lernen Sie auch noch kennen) wird aktiviert, dies bewirkt eine intensive Fokussierung und entsprechende Reaktionen auf negative Informationen (als potenzielle Bedrohungen und Gefahrenquellen). Folglich heißt das: Wenn wir gestresst sind, werden wir auf Flucht oder Kampf programmiert. Da uns diese Optionen in der modernen Gesellschaft meistens nicht zur Verfügung stehen, äußert sich das dann in Furcht oder Wut.
- Cortisol unterdrückt das Immunsystem, um die Entzündung von Wunden zu verringern. Besonders auf diesen letzten, das Immunsystem betreffenden Punkt möchte ich genauer eingehen.

»Wenn ich in den Urlaub gehe, liege ich in der ersten Woche immer komplett flach.« Was glauben Sie, wie oft ich diese Aussage schon gehört habe! Kennen Sie diesen Satz auch oder gehören Sie womöglich selbst zu der Gruppe derjenigen, die im Urlaub öfter krank werden? Dann können Sie sich im Grunde bei Ihrem Gehirn und Ihrem Körper bedanken, denn beide melden sich zu Recht und das ist nur zu Ihrem Besten! Sie dürfen gerne hinhören, was er Ihnen zu sagen hat. Sie können davon ausgehen, dass in diesem Fall Ihr Cortisolspiegel vor der Auszeit dauerhaft zu hoch war. Ab dem Moment, in dem Sie im Urlaub sind und keine Termine, To-dos und andere Verpflichtungen mehr anstehen – es sich für Sie also auch wie Urlaub anfühlt –, erhält auch Ihr Gehirn die Signale »Urlaub«, »Ruhe«, »Auszeit«, »Entspannung« usw. und meldet diese weiter an den Körper. Ihr Körper holt sich dann die notwendige Erholung, die während der vorherigen Stressphase (zu hoher Cortisolspiegel) nicht möglich war, zurück – notfalls indem er Ihr Immunsystem herunterfährt, mit der Folge, dass Sie erst einmal krank werden.

Wollen Sie es also zukünftig vermeiden, während der ersten Woche Ihres wohlverdienten Urlaubs flachzuliegen, dann sollten Sie über ein ausgewogenes Stressmanagement verfügen. Dieses Buch kann Sie auf Ihrem Weg unterstützen!

▶ WUSSTEN SIE SCHON …?

Kennen Sie das Sprichwort **»Das ist mir an die Nieren gegangen«**? Wenn jemanden etwas sehr mitnimmt oder aufregt, wird oft diese Redewendung, die schon seit dem Mittelalter gebräuchlich ist, zitiert. Schon damals war man der Meinung, die Niere spende Lebenskraft und sei verantwortlich für den Gemütszustand. Oft war die Niere sogar Sinnbild für das gesamte Innenleben eines Menschen. In Psalm 7,10 heißt es: »Lass enden der Gottlosen Bosheit, den Gerechten aber lass bestehen; denn du, gerechter Gott, prüfest Herzen und Nieren.« Daher kommt übrigens auch das Sprichwort, dass man etwas auf »Herz und Nieren prüfen« sollte. Wenn jemandem also etwas an die Nieren geht, ist dessen Stimmung oder sogar seine Lebensenergie beeinträchtigt.

ZUSAMMENGEFASST

- Cortisol ist ein körpereigenes Hormon, das in der Nebennierenrinde produziert wird und von dort ins Blut gelangt.
- Cortisol stellt Energie für den Körper bereit und ist daher lebenswichtig.
- Zu wenig Cortisol kann zu Müdigkeit und Schwäche sowie zu Appetitlosigkeit, Übelkeit und Erbrechen führen (Hypocortisolismus).
- Cortisol wird u. a. durch Bewegung und Schlaf abgebaut.

Chronischer Stress führt zu einem dauerhaft erhöhten Cortisolspiegel und das ist, in zu hohen Mengen, pures Gift!

3.8 Ständig unter Strom: Vom Distress zum Eustress

Die meisten Menschen, vielleicht gehören Sie auch dazu, haben schon einmal etwas von Distress und Eustress gehört oder darüber gelesen. Trotzdem habe ich mich dafür entschieden, das Thema in dieses Buch mit aufzunehmen. Immer wieder stelle ich nämlich fest, dass viele Menschen zwar über die beiden Stressarten Bescheid wissen, es mit der praktischen Umsetzung bei den meisten jedoch hapert.

Darum möchte ich Sie ermutigen, sich (noch) einmal damit zu beschäftigen, den Unterschied zwischen Distress und Eustress zu verinnerlichen und zu versuchen, dieses Wissen zukünftig anzuwenden. Hört sich das gut für Sie an?

Plus und Minus

Stress ist nicht nur messbar, er wird auch unterschieden in negativen und positiven Stress, genannt Distress (negativ) und Eustress (positiv). Negativer Stress tritt bei Überlastung oder Überforderung ein. Die Herausforderung dabei ist, dass Sie hierauf willentlich, im Gegensatz zum Eustress, nicht reagieren können. Ausmaß und negative Folgen von Distress sind abhängig von der Dauer der Belastung, den eigenen Möglichkeiten der Stressbewältigung sowie von zuvor gemachten persönlichen Erfahrungen in vergleichbaren Situationen.

Im Gegensatz zu Distress werden bei Eustress körperinterne Stressoren (Hormone) erzeugt, die als positiver Stress auf den Organismus einwirken. Eustress versetzt den Körper in einen Erregungszustand. Durch diesen positiven Stress erhöhen sich die Wahrnehmungsfähigkeit und die körperliche und geistige Leistungsfähigkeit, ohne dass uns zu schaden. Insgesamt steigt die Bereitschaft des Körpers zu maximaler Leistung. Eustress bewirkt zudem eine erhöhte Motivation und verschafft dem Körper besondere Glückmomente, die uns in einen »positiven Rausch« versetzen können.

Wer über einen längeren Zeitraum permanent unter Distress leidet, lebt gefährlich. Dauerstress ist langfristig extrem schädlich. Der Körper hat ab einem bestimmten Punkt keine Chance mehr, auf ein Ruheniveau zu kommen. Das bedeutet konkret, dass es nicht mehr schafft, die Hormone selbst herunter zu regulieren. Beginnend mit dauerhafter Muskelanspannung und daraus resultierenden Kopfschmerzen, Unruhe und Zittern (durch die permanente Freisetzung von Adrenalin), Schlafstörungen, Magen-Darm-Beschwerden können die Folgen bis hin zum kompletten Ausfall der betroffenen Person reichen. Im schlimmsten Fall können die Folgen von Dauerstress Depression, Burnout, Schlaganfall, Herzinfarkt oder sogar Tod sein.

WO STEHEN SIE?

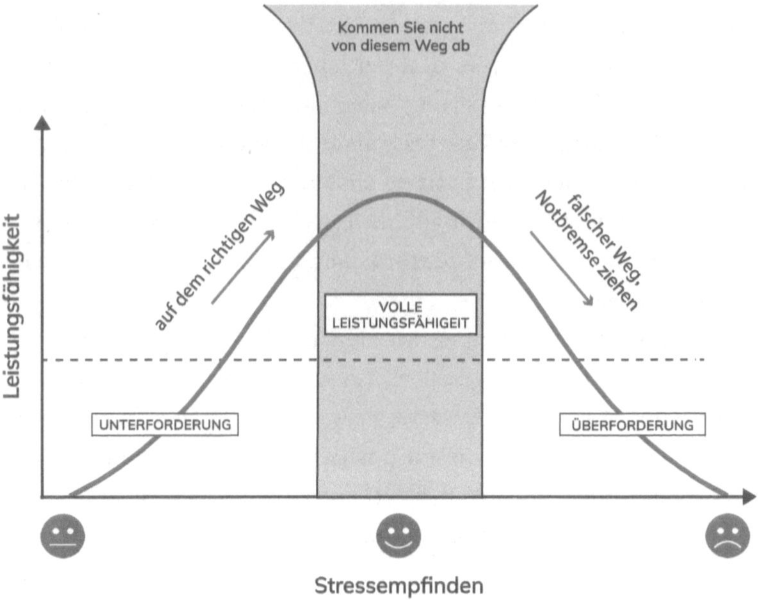

Abb. 10: Wie schätzen Sie Ihr individuelles Stressempfinden ein? Wo stehen Sie?

Betrachten Sie die Abbildung (Abb. 10) und überlegen Sie, wo Sie sich auf der Stressskala aktuell platzieren würden, wenn Sie Ihre momentane Situation reflektieren.

Wo stehen Sie in dieser Kurve? Langweilen Sie sich womöglich in Ihrem Job und wünschen sich größere berufliche Herausforderungen? Oder mangelt es in Ihrem Privatleben an Abwechslung und haben Sie das Gefühl auf der Stelle zu treten? Dann stehen Sie auf der Stressskala eher im Bereich »Unterforderung«. Oder belastet Sie Ihre momentane Situation, weil Sie nicht wissen, wie Sie all Ihren Aufgaben und Verpflichtungen zuhause oder auf der Arbeit gerecht werden sollen? Wünschen Sie sich einfach mal eine Auszeit? In dem Fall befinden Sie sich im Bereich »Überforderung«.

Natürlich gibt es auch den dritten Fall und Ihr momentanes Stressempfinden ist wenig ausgeprägt oder gar nicht vorhanden, Sie fühlen sich ausgeglichen und sind zufrieden mit den Aufgaben, die Ihnen gestellt werden. Dann sind Sie auf dem richtigen Weg und alles, was Sie tun müssen, ist nicht von diesem Weg abzukommen. In allen drei Fällen bietet Ihnen dieses Buch einige Anregungen, Tipps und Übungen, um wieder ins Gleichgewicht zu kommen oder die Balance zu halten.

4 Gehirnhemisphären – Zwei Teams im Kopf

4.1 Gehirnhemisphären

Wir alle besitzen zwei Gehirnhälften, eine rechte und eine linke, die auch Hemisphären genannt werden, und die jeweils unterschiedliche Aufgaben haben. Noch immer ist die Frage, auf welche Seite wir bei unterschiedlichen Aufgaben zugreifen, ein wild umstrittenes Thema der Neurowissenschaftler und der Kinesiologen. Es herrschen unterschiedliche Meinungen und Auffassungen.

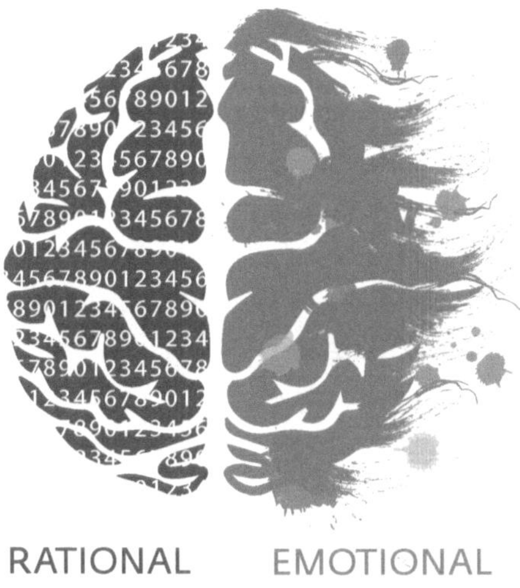

Abb. 11: Zwei Teams im Kopf: rational und emotional

Bei einer Sache ist man sich jedoch einig – nämlich dass beide Gehirnhälften unterschiedliche Aufgaben übernehmen. Darauf möchte ich mich hier konzentrieren: Wenn Sie eine Rechenaufgabe lösen, in Zahlen denken, etwas analysieren, eine logische Folge fortsetzen oder detailliert denken, dann gebrauchen Sie zunächst Ihre linke Gehirnhälfte. Wenn Sie hingegen die Aufgabe erhalten, sich ein blaues Pferd vorzustellen, eine Idee zu entwickeln, in Farben, Formen und Mustern zu denken, einen Sachverhalt im Ganzen zu überblicken, ihn also ganzheitlich zu betrachten, oder sich körperlich zu bewegen, dann benötigen Sie zunächst Zugriff auf Ihre rechte Gehirnhälfte.

Das heißt auch, dass Sie bereits im ersten Schritt, also für die Informationsverarbeitung und damit noch bevor Sie eine dieser Tätigkeiten ausüben, vollen Zugriff auf die jeweils dafür zuständige Gehirnhälfte benötigen.

Betrachten Sie Ihre Hirnhemisphären also als zwei ganz individuelle Teams, die im Kopf für Sie bereitstehen! Je besser diese miteinander klarkommen, je besser sie miteinander kommunizieren, desto stabiler und ausgeglichener fühlen Sie sich. Es ist also wichtig, einen guten Zugang zu beiden Seiten zu haben – das ist das klare Ziel!

In der heutigen Arbeitswelt gibt es große Konzerne, die einerseits kreativ denkende und andererseits rational denkende Teams zusammenstellen, denen dann jeweils unterschiedliche Aufgaben gestellt werden. Die »kreativen« Köpfe kreieren Neues, entwickeln Ideen, tüfteln an Dingen – sie »spinnen« sich also im optimalen Fall in Höchstform etwas zusammen. Die »rationalen« Denker hingegen machen daraus ein Konzept, erstellen einen »Businessplan« oder legen eine Excel-Tabelle an – sie sorgen also dafür, dass alles auf eine solide Basis gestellt, planbar und umsetzbar wird.

Was in großen Konzernen möglich und auch richtig ist, muss aber nicht gleichermaßen Ihr Bestreben sein. Auch wenn bei Ihnen eine Gehirnhälfte eher dominiert, bedeutet das nicht, dass die andere Hälfte nicht voll funktionsfähig ist oder Sie nicht auf sie zugreifen können. Zugriff haben Sie prinzipiell auf beide Gehirnhälften. Sie sollten sich im Idealfall allerdings auch um beide Gehirnhälften kümmern, sie »füttern« und fordern, damit sie immerzu miteinander im Austausch sind.

Wie kommunizieren Ihre Gehirnhälften miteinander? Wie tauschen sie sich aus? Die Antwort hierauf lautet: über Kreuz. Gemeint ist, dass die rechte Gehirnhälfte mit der linken Körperseite und Gesichtshälfte verbunden ist, die linke Gehirnhälfte mit der rechten. Ganz einfach und doch sehr effektiv!

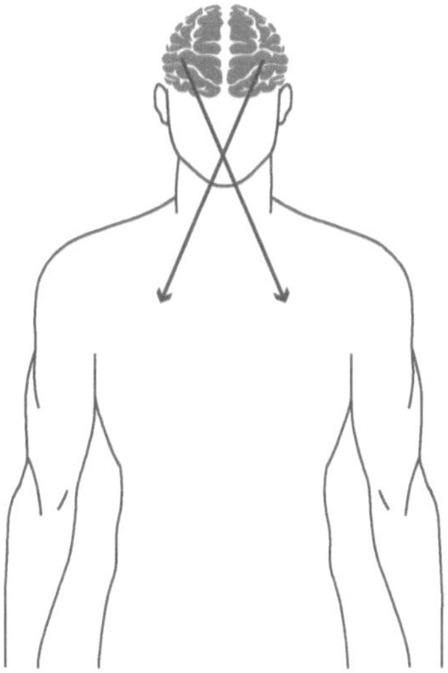

Abb. 12: Gehirnhemisphären

Das Großhirn besteht also aus zwei Hemisphären. Die linke Hemisphäre ist hauptsächlich für die rechte Körperseite verantwortlich, die rechte Hemisphäre für die linke Seite. Jede Gehirnhälfte verarbeitet Informationen auf eine bestimmte Art. Die Hemisphären werden zudem unterschieden in eine rationale Hemisphäre, gewöhnlich die linke Hirnhälfte, und in eine emotionale Hemisphäre, gewöhnlich die rechte Hirnhälfte.

Es ist wissenschaftlich erwiesen, dass bereits im Krabbelalter über gegengleiche Bewegungen von Armen und Beinen die ersten Verbindungen zwischen rationaler und emotionaler Gehirnhälfte geschaffen werden. Daher ist es durchaus möglich, dass bei Kindern, die nicht krabbeln, bestimmte Grundverbindungen zwischen den zwei Hemisphären nicht angelegt werden. Diese Verbindung besteht also nicht von Anfang an und sie entsteht auch nicht bei jedem Menschen automatisch. Hier kann ganz gezielt mit LINK MOVES® gearbeitet werden.

Das ist auch einer der Gründe, warum die Krabbelphase eine so wichtige Phase ist. In dieser Phase werden beide Gehirnhälften miteinander vernetzt und verknüpft. Sollten Sie, so wie ich, als Kleinkind die Krabbelphase übersprungen haben, bzw. sich auf andere kreative Art und Weise fortbewegt haben, brauchen Sie sich aber keine Sorgen zu machen. Es gibt viele Möglichkeiten, selbst im Erwachsenenalter noch das »Krabbeln« zu lernen. Übrigens ohne sich auf allen Vieren auf den Fußboden begeben zu müssen! Die »Krabbelphase für Erwachsene« «, also das Verschalten und Vernetzen beider Gehirnhälften, lässt sich beispielsweise mit den Übungen in diesem Buch nachholen, die allesamt Überkreuzbewegungen sind. Feiern Sie also ein Fest mit Ihren beiden Teams im Kopf, befeuern Sie sie und füttern Sie sie mit dem, was sie brauchen.

Die unterschiedlichen Funktionen der beiden Gehirnhälften sind mittlerweile so bekannt, dass Menschen als linkshirnig- oder rechtshirnig-orientiert bezeichnet werden. Tatsächlich findet sich bei jedem Menschen eine mehr oder weniger ausgeprägte Dominanz einer Gehirnhälfte. Besonders unter Stress zeigt sich diese Dominanz in der Neigung zu einem entweder analytischen oder einem globalen Denken, um mit einer stressigen Situation umzugehen.

Je besser der Zugang zu beiden Gehirnhälften ist, desto vielseitiger können wir handeln. Um wirklich gute Leistungen erbringen zu können, auch unter Stress, müssen wir das Potenzial beider Gehirnhälften einsetzen.

Die rationale Gehirnhälfte sammelt Zahlen, Daten und Fakten, für sie ist es aber schwierig, diese bildlich darzustellen. Die emotionale Gehirnhälfte dagegen erfasst eher das Gesamtbild. Ein gutes Beispiel ist das Musizieren mit Noten: Unsere rationale Gehirnhälfte erkennt die einzelnen Noten eines Musikstücks, die emotionale Gehirnhälfte hingegen erfasst die Melodie des Liedes.

Die Zahl der Nervenverbindungen zwischen der rationalen und der emotionalen Gehirnhälfte ist entscheidend für unsere geistige und körperliche Flexibilität sowie für unsere Konzentrationsfähigkeit.

4.2 Reaktion unter Stress

Wir können bei Menschen, die unter Stress stehen, unter Umständen unterschiedliches Verhalten wahrnehmen. Bewusst in Schubladen gedacht, bedeutet das: Eher rational denkende Menschen suchen nach Ursachen, erstellen Pläne, brauchen Zahlen, Daten und Fakten und ziehen sich unter Stress häufiger zurück. Eher emotional denkende Menschen wollen erst einmal ein Gefühl für die Situation bekommen, haben einen ausgeprägten Bewegungsdrang und bringen ihre Gefühle gerne direkt und übertrieben zum Ausdruck, weshalb ihnen bei großem Stress oft die Worte fehlen. Mittels Bewegung können wir es jedoch schaffen, beide Typen aus der jeweiligen Stress-Sackgasse ein stückweit herauszuholen.

ZUSAMMENGEFASST

- Wir besitzen zwei Gehirnhälften (Hemisphären).
- Das erste Verarbeiten von Zahlen, Daten und Fakten findet in der linken Gehirnhälfte statt.
- Die erste Verarbeitung von Mustern und Farben findet in der rechten Gehirnhälfte statt.
- Die rechte Gehirnhälfte steuert die linke Körperhälfte.
- Die linke Gehirnhälfte steuert die rechte Körperhälfte.

4.3 Gehirnhemisphären und Dominanzen

Die folgenden Informationen stoßen in der Regel auf ganz viel Interesse und Wow-Effekte – vor allem, wenn es darum geht, das eigene dominante Auge zu bestimmen.
Wussten Sie schon? Jeder Mensch hat nicht nur eine dominante Gehirnhälfte, sondern auch

- ein dominantes Auge,
- ein dominantes Ohr,
- eine dominante Hand,
- und einen dominanten Fuß.

Unter Dominanz versteht man in der Biologie, dass der eine Bereich gegenüber dem anderen Bereich einen höheren Status hat, wodurch der letztere schlechter reagiert.

Was hat das jetzt mit Ihrem Gehirn und vor allem mit Stressprävention zu tun? Sehr viel sogar!

Wenn das Gehirn unter Stress steht und die Ihnen mittlerweile bekannten Prozesse (Stichwort HHN-Achse) einläutet, holt sich der Körper zunächst Unterstützung von seiner starken (dominanten) Seite. Das macht Sinn! Denn im Notfall ist es zwingend und dringend notwendig, dass wir mit voller Kraft und Power unser Ziel erreichen.

Das geht natürlich für eine Weile gut. Nur was würde passieren, wenn wir zum Beispiel dauerhaft auf unserem dominanten rechten Bein herumhüpfen würden? Dann ist die Wahrscheinlichkeit groß, dass uns die Kraft ausgeht und wir umfallen! Wie können wir das vermeiden? Richtig, indem wir beide Seiten trainieren und genau darum geht es!

Zunächst will ich jedoch Ihr Bewusstsein dafür schärfen, wo sich Ihre starken und demzufolge auch Ihre nicht so starken Seiten befinden. Die nachfolgenden Kapitel enthalten daher viele kleine Tests und Aufgaben, mit denen Sie Ihre Dominanzen herausfinden können. Der nächste Schritt ist dann, die weniger starke Seite immer wieder zu trainieren, sie zu fördern und zu fordern! Dafür finden Sie in Kapitel 6 eine ganze Reihe an Übungen, mit denen Sie es schaffen, ein ausgeglicheneres Verhältnis zwischen Ihren dominanten und Ihren nicht-dominanten Seiten herzustellen. Denn je ausgeglichener beide sind, desto ausgeglichener und stressresistenter sind auch Sie. Oder mit anderen Worten: Auf zwei Beinen stehen Sie stabiler als auf einem! Je häufiger Sie Ihre nicht so starke Seite trainieren, desto breiter wird Ihre Datenautobahn und desto geringer wird die Wahrscheinlichkeit, dass Sie im »Stau« stecken bleiben.

Jeder Mensch ist anders

Manche Menschen können in einigen Sinnesmodalitäten zwar Einschränkungen haben, in anderen jedoch ausgezeichnet »funktionieren«.

Es gibt Menschen, die in den Bereichen Sehen und Hören gut sind, in den Bereichen Hand und Fuß aber Einschränkungen haben – viele Kombinationen sind hier möglich. Einige Menschen haben unter Stress vollen Zugang zu allen Sinneswahrnehmungen, andere Menschen sind zum Teil stark blockiert und handlungsunfähig. Dies kann bis hin zu kompletten Blockaden reichen und den Ablauf des Alltags massiv beeinflussen.

Sie sehen, auch hier gibt es nichts, was es nicht gibt. Förderlich ist es aber immer, egal zu welchem Typ Sie gehören, wenn Sie Ihre dominanten bzw. nicht-dominanten Seiten kennen. Also legen wir los!

4.4 Links oder rechts?

Haben Sie sich schon einmal die Hand oder den Arm gebrochen und mussten einen Gips tragen? Dann werden Sie relativ schnell gemerkt haben, ob es sich hierbei um Ihre starke oder nicht so starke Seite handelt. Immer wenn sich etwas seltsam und falsch anfühlt, die gewohnten Abläufe länger dauern als normalerweise oder gefühlt gar nicht möglich sind, können Sie davon ausgehen, dass Sie gerade Ihre nicht so starke Seite benutzen.

Erstaunlicherweise lernt das Gehirn aber relativ schnell, sich umzustellen. Möglich ist das durch die Bildung neuer Nervenzellen, der sogenannten Neurogenese. Mehr zu diesem für mich immer wieder faszinierenden Prozess lesen Sie in Kapitel 6.4, Stichwort »Seepferdchen«. Um auf die Hand bzw. den Arm im Gips zurückzukommen: Die dominante Hand ist in der Regel die Hand, mit der Sie schreiben. Es sei denn, Sie gehören zu der Generation, in der die Linkshänder noch auf rechts »umtrainiert« wurden. Immer wieder schule ich auch Lehrerinnen und Lehrer und stelle dann oft die Frage, wie heute mit diesem Thema umgegangen wird. In den meisten Fällen ist es so, dass Kinder heute so schreiben dürfen, wie es ihnen ihr Gehirn vorgibt. Umtrainiert werden Kinder heutzutage zum Glück so gut wie nicht mehr.

Übrigens: Die meisten Menschen auf der Welt sind Rechtshänder. In Europa sind laut der Deutschen Gesellschaft für Arbeitsmedizin und Umweltmedizin nur ca. 10–15% Linkshänder. Menschen, die (zumindest teilweise) beidhändig sind, also beispielsweise mit der linken Hand bügeln, aber mit der rechten Hand schreiben, gibt es zwar auch. Auch bei umtrainierten Linkshändern erlebe ich sehr häufig, dass eine Beidhändigkeit besteht, d.h. sie können viele Dinge mit beiden Händen erledigen. Manche schreiben zum Beispiel mit der rechten Hand und halten den Kochlöffel in der linken. Aber je schwieriger die Aufgabe ist, desto eher gebrauchen wir – und das gilt auch für beidhändige Menschen – dafür unsere dominante Hand.

Bereits ab dem zweiten Lebensjahr merken Kleinkinder, dass sie manche Dinge besser mit der einen als mit der anderen Hand erledigen können. Zwar wechseln Kinder in diesem Alter noch oft zwischen beiden Händen, aber für feine Bewegen benutzen sie nun immer öfter die Hand, mit der sie motorisch geschickter sind. (Die geschicktere Hand bezeichnet man übrigens als Arbeitshand, die andere als Haltehand.) Erst ab dem vierten bis fünften Lebensjahr besteht dann eine deutliche Handdominanz. Aber vielleicht sind Sie ja gerade Eltern oder Großeltern geworden und können Ihre Kinder bzw. Enkelkinder selbst einmal beobachten. Sie werden sicherlich viel Freude dabei haben!

Zunächst dürfen Sie sich aber einmal selbst beobachten und testen, wie ausgeprägt Ihre Handdominanz ist! Als kleine Unterstützung habe ich Ihnen ein paar Fragen mitgebracht, die Sie gerne auch aktiv ausprobieren können.

Hand im Test

Welche ist Ihre dominante Hand? Hier ein kleiner Selbsttest zum Ankreuzen:

	Rechts	Links
Sie wollen einen Ball werfen, mit welcher Hand werfen Sie?	☐	☐
Sie schreiben Notizen in dieses Buch, mit welcher Hand schreiben Sie?	☐	☐
Bei der Arbeit benutzen Sie die Maus, auf welcher Seite liegt das Mauspad?	☐	☐
Sie putzen sich die Zähne, welche Hand benutzen Sie?	☐	☐
Sie schlüpfen in Ihre Bluse/Ihr Hemd, in welchen Ärmel schlüpfen Sie zuerst?	☐	☐
Sie essen eine Suppe. In welcher Hand halten Sie den Löffel?	☐	☐

Anhand des Tests haben Sie nun sicherlich schon einmal ein Gefühl dafür bekommen, welche Hand Ihre dominante Hand ist. Ob diese nun stark ausgeprägt ist, oder Sie vielleicht sogar mit beiden Händen recht geschickt umgehen können: Sie haben immer die Möglichkeit, Ihre weniger dominante Hand zu trainieren. Ein paar Übungen hierzu, die sich leicht in den Alltag integrieren lassen, finden Sie in Kapitel 6.5, Stichwort »NICHT-dominante Seite«. Auf der nächsten Seite finden Sie zudem noch eine kleine Aufgabe für zwischendurch.

Rechts-Links-Übung

Tragen Sie zuerst das Datum ein, an dem Sie mit der Übung beginnen. Schreiben Sie dann einmal mit der linken und einmal mit der rechten Hand Ihren Namen.
Malen Sie darunter einmal mit der linken und einmal mit der rechten Hand eine Blume.
Üben Sie beides in den nächsten 21 Tagen einmal täglich auf einem separaten Blatt. Wiederholen Sie die Aufgabe nach Ablauf der 21 Tage direkt hier im Buch dann noch einmal.

Datum:

Ihr Name
mit der rechten Hand geschrieben: mit der linken Hand geschrieben:

Eine Blume
mit der rechten Hand gezeichnet: mit der linken Hand gezeichnet:

Ergebnis nach 21 Tagen:

Ihr Name

mit der rechten Hand geschrieben:	mit der linken Hand geschrieben:

Eine Blume

mit der rechten Hand gezeichnet:	mit der linken Hand gezeichnet:

4.5 Hören Sie mal

Das Thema »Ohrigkeit« wird häufig leider noch sehr stiefmütterlich behandelt. Umso wichtiger ist es, hierfür Ihre Sinne zu schärfen. Experten sprechen hier sogar von der sogenannten Präferenzohrigkeit. Bislang gibt es dazu nur wenige Studien, darunter ist jedoch eine, von der ich Ihnen kurz berichten möchte. Bei dieser Studie, die 1998 an der Universität Dresden durchgeführt wurde, wurde bei 300 Probandinnen und Probanden getestet, mit welchem Ohr sie nach verschiedenen Geräuschen horchten (z. B. nach einer leisen Stimme oder einer tickenden Stoppuhr). Das Ergebnis war: 62 % der Probanden waren rechtsohrig, 21 % linksohrig. 17 % zeigten keine Vorliebe. Zum Vergleich: 84 % der Probanden waren rechtshändig, 10 % linkshändig und 6 % beidhändig.

Was heißt das? Nicht jeder, der Linkshänder ist, ist auch automatisch linksohrig und umgekehrt. Zwar ist es z. B. beim Telefonieren meistens so, dass Rechtshänder mit der rechten, Linkshänder mit der linken Hand zum Hörer greifen und beide dann auch automatisch das rechte bzw. das linke Ohr zum Telefonieren benutzen. Das ist aber ganz einfach praktischer, davon dürfen Sie sich also nicht täuschen lassen.

Das Ohr spielt eine wichtige Rolle bei der Informationsverarbeitung und stellt einen entscheidenden Zugang zu unserem Gehirn dar. Das Ohr wandelt Umgebungsgeräusche und unsere eigene Stimme in elektrische Reize um und sendet sie an das Gehirn, das diese Reize auswertet. Als Beispiel: Unser Ohr hört frühmorgens ein Geräusch. Das Gehirn wertet dieses Geräusch aus und macht daraus für uns die Information, dass das Geräusch das Klingeln unseres Weckers ist. Auch für unsere Koordinations-, Gleichgewichts- und Rhythmisierungsfähigkeiten ist das Ohr wichtig. Zusammengefasst kann man sagen: Das Ohr erfüllt eine lebensnotwendige Funktion, ob beim Sprechen, Hören oder Bewegen.

Ohr im Test

Mit welchem Ohr lauschen Sie? Hier ein kleiner Selbsttest zum Ankreuzen:

	Rechts	Links
Das Telefon klingelt. An welches Ohr halten Sie es?	☐	☐
Sie wollen das Gespräch im Nachbarzimmer mitbekommen und lauschen an der Tür. Mit welchem Ohr tun Sie das?	☐	☐
Sie bringen eine Stimmgabel zum Klingen. An welches Ohr halten Sie diese? (Wenn Sie keine Stimmgabel haben, dann stellen Sie sich den Ablauf nur vor.)	☐	☐
Sie gehen am Strand spazieren und finden eine Muschel. An welches Ohr halten Sie sie, um das Meeresrauschen zu hören?	☐	☐

Hinweis: Natürlich besteht immer die Möglichkeit (und das würde ich Ihnen auch empfehlen) bei einem Ohrenarzt einen Test durchführen zu lassen.

4.6 Zeigt her eure Füße

Sind Sie Snowboarder? Dann kennen sie in der Regel Ihren dominanten Fuß! Auch der Trainer einer Fußballmannschaft weiß um die Dominanzen seiner Sprösslinge. Denn bei einem linken Außenverteidiger macht es Sinn, einen »Linksfüßer« und bei einem rechten Außenverteidiger einen »Rechtsfüßer« einzusetzen. Klarer Vorteil also für einen Fußballerspieler, der auf beiden Füßen gleich stark ist: Er kann auf beiden Positionen spielen und seine Chance, in der Startelf zu stehen, ist daher größer.

Fuß im Test

Welcher Fuß ist Ihr dominanter Fuß? Hier ein kleiner Selbsttest zum Ankreuzen:

	Rechts	**Links**
Ein Kind verliert beim Spiel den Ball, der Ihnen nun entgegenrollt. Mit welchem Fuß kicken Sie ihn zurück?	☐	☐
Sie sitzen am Morgen an der Bettkante. Mit welchem Fuß starten Sie in den Tag?	☐	☐
Sie laufen die Treppe im Büro nach oben. Welchen Fuß setzen Sie auf die erste Stufe?	☐	☐
Wenn Sie sich wie ein Brett nach vorne fallen lassen würden, mit welchem Fuß würden Sie sich auffangen?	☐	☐

4.7 Ich sehe was, was du nicht siehst

Er liefert bis zu 80 % unserer Informationen über die Außenwelt und beschäftigt damit ein Viertel des Gehirns – richtig, gemeint ist der Sehsinn, das wichtigste Sinnessystem des Menschen und das am intensivsten erforschte. Seine Leistungen bringen selbst Experten noch zum Staunen.

Zwei Drittel aller Menschen haben ein rechts-dominantes Auge. Meist fällt die Augendominanz mit der Händigkeit zusammen. Oft bekomme ich die Frage gestellt, ob es von Nachteil ist, wenn die Dominanz einseitig ist. Das ist in vielen Lebensbereichen der Fall, z. B. im Straßenverkehr. Hier ist es immer wichtig, den Überblick zu behalten, um schnell und gut reagieren zu können. Sind beide Augen trainiert, dann verfügen Sie über ein erweitertes Blickfeld, durch das Sie sich sicherer bewegen können, einen besseren Überblick haben und schließlich auch mit mehr Gelassenheit durch jegliches Verkehrschaos kommen. Oder z. B. bei Schülerinnen und Schüler: Sind beide Seiten ausgeglichen, verbrauchen sie weniger Energie, um etwa Informationen an der Tafel zu entziffern, wodurch sich ihre Aufnahme- und Konzentrationsfähigkeit verbessern. Beide Augen zu trainieren, ist schließlich auch für Menschen in fortgeschrittenem Alter, die häufig mit Gleichgewichtsproblemen zu kämpfen haben, besonders wichtig. Ein ausgeglichenes Blickfeld kann sich hierauf positiv auswirken, da es die räumliche Wahrnehmung deutlich verbessert und damit auch auf lange Sicht die Sturzgefahr vermindert.

Es hat also ganz klar Vorteile, eine bestehende Einseitigkeit auszugleichen (Übungen dazu finden Sie in Kapitel 6.5, Stichwort »NICHT-dominante Seite«). Sollten Sie unsicher sein, welches Auge bei Ihnen dominant ist, helfen Ihnen die beiden folgenden Tests.

Auge im Test

Mit welchem Auge sehen Sie besser? Hier ein kleiner Selbsttest zum Ankreuzen:

	Rechts	Links
Sie wollen durch das Schlüsselloch Ihren Kollegen/Ihre Kollegin beobachten. Mit welchem Auge schauen Sie durch das Schlüsselloch?	☐	☐
Sie basteln sich aus Pappe (z. B. dem Innenteil einer Küchenrolle) ein Fernrohr. Mit welchem Auge schauen Sie hindurch?	☐	☐
Vielleicht besitzen Sie noch einen herkömmlichen Fotoapparat, oder haben schon einmal einen benutzt. Mit welchem Auge fokussieren Sie das Objekt, das Sie fotografieren möchten?	☐	☐

Wichtiger Hinweis für alle Brillenträger: Beim Test bitte die Brille nicht abnehmen!

Selbsttest Augendominanz

Bilden Sie mit Daumen und Zeigefinger beider Hände ein Dreieck. Strecken Sie nun Ihre Arme aus und halten Sie sie mittig vor Ihr Gesicht. Fokussieren Sie dann mit beiden Augen durch das Dreieck ein beliebiges Objekt. Schließen Sie jetzt zuerst das rechte Auge, danach das linke Auge. (Falls Sie Schwierigkeiten haben, Ihre Augen einzeln zu schließen, fragen Sie jemandem, ob er Ihnen ein Blatt Papier vor das entsprechende Auge hält.)
Das Auge, bei dem das Objekt im Dreieck sichtbar bleibt, ist Ihr dominantes Auge!

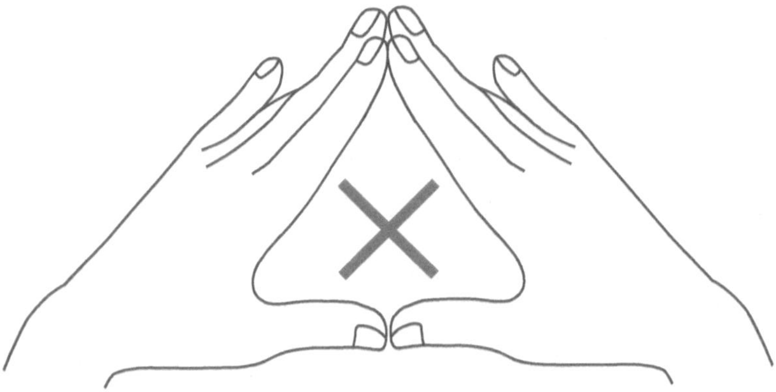

Abb. 13: Augendominanztest

▶ **WUSSTEN SIE SCHON …?**

… dass es einen Zusammenhang zwischen **Augendominanz und Zahlen** gibt? Wenn eine Person mit einem linken dominanten Auge eine Rechenaufgabe lösen soll, sendet das Auge zunächst Reize an die rechte, gegenüberliegende Gehirnhälfte. Dummerweise stößt das Auge hier auf die emotionale Seite, in der es keine Zahlen bzw. keine Rechenfunktion gibt (zumindest nicht in der ersten Millisekunde der Verarbeitung). Also ist der Weg an der Stelle noch nicht zu Ende, denn hier kann die Rechenaufgabe nicht gelöst werden. Um die Lösung zu finden, benötigen wir Zugriff auf die gegenüberliegende (rationale) Seite. Für einen linksäugig dominanten Menschen bedeutet das tatsächlich, dass bei ihm Rechenprozesse etwas länger dauern können als bei einem rechtsäugig dominanten Menschen, und sogar auch, dass auf diesem langen Weg Informationen verloren gehen können.

Vielleicht haben Sie mit dieser Information auch den Schlüssel dafür gefunden, warum Sie als linksäugig dominanter Mensch immer etwas länger für Rechenaufgaben gebraucht haben. Schon viele Menschen konnte ich mit diesem kleinen Exkurs erheitern und Ihnen »endlich« einen Beweis liefern. Aber auch hier gilt: Ausnahmen bestätigen die Regel. Es gibt natürlich auch linksäugig dominante Menschen, die Rechengenies sind!

4.8 Kreuzdominanzen

In meinen Seminaren werde ich sehr oft gefragt: »Mein linkes Auge und meine rechte Hand sind dominant. Ist das normal oder eher schlecht für mich?«

Wenn auch Sie sich das fragen, kann ich Sie beruhigen! In solch einem Fall sprechen wir von einer Kreuzdominanz und diese kann sehr viele Vorteile haben, vor allem im Sport, aber auch im normalen Alltagsleben. Ganz einfach heruntergebrochen, können Sie es sich bildlich wie ein großes X aus zwei Holzbrettern vorstellen, das beispielsweise zur Verstärkung einer Wand immer stabiler ist als zwei parallele Bretter.

4.9 Dominanzprofile

Aus meinen Seminaren weiß ich, dass es im Alltag vieles erleichtert, wenn man die eigenen Dominanzen kennt. Einige Lehrer, mit denen ich gearbeitet habe, haben entsprechende Tests mit ihren Schulklassen gemacht und auch das Mitarbeiterteam eines Unternehmens berichtete mir im Anschluss an mein Seminar begeistert von den Effekten: Sie würden seither ganz anders darauf achten, wo das Telefon und der Computer stehen, oder wie sie bei Teambesprechungen sitzen. Und vor allem würden sie darauf achten, dass sie immer wieder die Positionen wechseln!

Wenn Sie wissen, wo Ihre Dominanzen liegen, können Sie gezielt damit beginnen, Ihre nicht-dominanten Seiten herauszufordern, indem Sie beispielsweise das Telefon an das andere Ohr halten, mit der »falschen« Hand Ihre Zähne putzen oder mit dem anderen Fuß zuerst in Ihre Hose steigen (weitere Trainingstipps finden Sie in Kapitel 6.5). Das macht Spaß und Sie tun dabei noch etwas Gutes für Ihr Gehirn und Ihr Wohlbefinden.

Um sich das alles besser merken zu können und sich die eigenen Dominanzen einmal vor Augen zu führen, können Sie auch ein persönliches Dominanzprofil erstellen. Zeichnen Sie einfach in die Vorlage, die Sie in Kapitel 6.5 finden, Ihre jeweiligen Dominanzen ein. Sie können diese Vorlage auch gerne für Freunde und Bekannte kopieren. Und wenn Sie eine Seite weiterblättern, finden Sie übrigens auch mein eigenes Dominanzprofil, das Sie als Beispiel nehmen können.

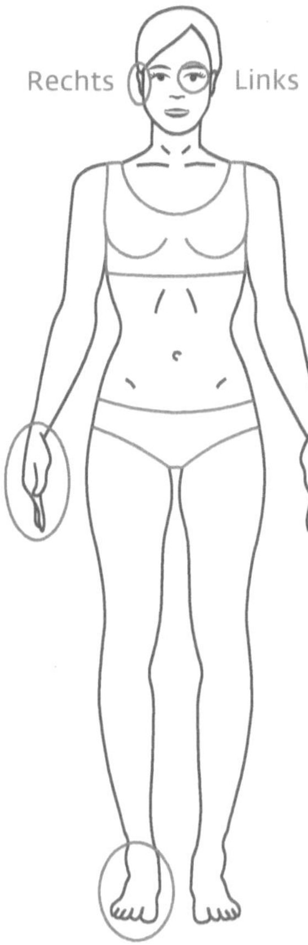

Abb. 14: Dominanzprofil der Autorin Heidrun Link

5 Das Who is Who im Gehirn (Die wichtigsten Hirnareale)

Ich stelle vor: Die aus meiner Sicht wichtigsten und spannendsten Hirnareale. Sie sollten nicht versäumen, diese kennenzulernen – es wird Ihr Leben verändern!

5.1 Gestatten, Ihre Majestät Königin Amygdala – die Angstzentrale

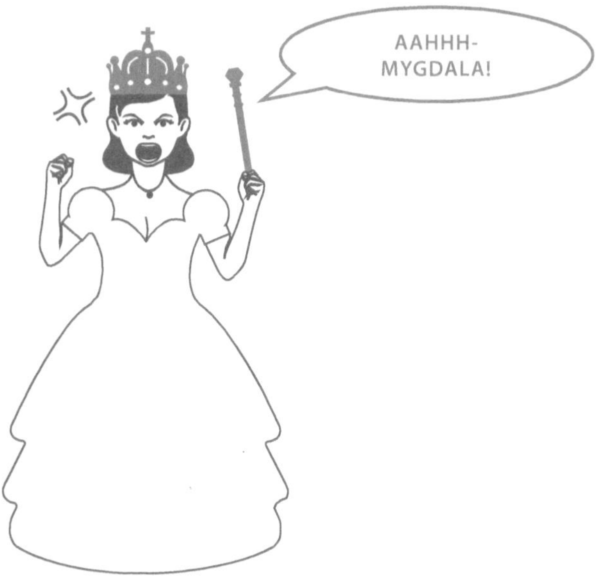

Abb. 15: Königin Amygdala

Wenn die Königin »laut läutet«, macht sich Angst breit! Und was macht das dann mit Ihnen? Was hat das mit Ihrem Gehirn und vor allem mit Stress zu tun? Das Wort »Angst« ist ebenso wie das Wort »Stress« ein sehr starkes Wort, mit ganz unterschiedlichen und vor allem von Mensch zu Mensch individuellen Bedeutungen. Was für den einen eine angsteinflößende Situation darstellt, darüber macht sich ein anderer vielleicht gar keine Gedanken.

Durch unser individuelles Verhalten bei Angst geben wir diese Angst wiederum individuell auch an unser Umfeld weiter. Ich erinnere mich noch gut daran, wie ich während meiner Schwangerschaft eine andere werdende Mutter kennengelernt habe. Sie war voller Ängste, hat sich andauernd Sorgen gemacht und sich während der Schwangerschaft fast nichts mehr getraut. Sie wollte nicht mehr Fahrrad fahren, weil sie Angst hatte, herunterzufallen. Und sie wollte z. B. auch nirgends hingehen, wo laute Musik lief, da sie Angst hatte, dem heranwachsenden Kind damit zu schaden. Ich hingegen habe versucht, mich ganz normal zu verhalten und so zu bewegen wie vorher auch. Damals habe ich noch selbst Tanz unterrichtet und das bis zum Ende der Schwangerschaft (fast schon in den Kreissaal hinein) getan. (Ich weiß, das geht natürlich nicht bei allen Müttern!) So unterschiedlich wir zwei Mütter mit verschiedenen Situationen während der Schwangerschaft umgegangen sind, so unterschiedlich sind jetzt übrigens auch unsere beiden Töchter. Hier möchte ich klar sagen, dass es nicht darum geht, was besser oder schlechter ist, sondern darum, dass wir unsere Verhaltensweisen automatisch an das Gehirn des heranwachsenden Wesens weitergegeben haben. Angst kann durchaus ein guter und hilfreicher Begleiter sein! Sie ist, bis zu einem gewissen Maß, für uns gesund, denn sie passt auf uns auf! Angst lässt uns manchmal sogar Berge versetzen. Sie kann aber auch zu Blockaden führen oder uns lähmen.

Verantwortlich dafür ist ein Hirnareal, das von einer Schülerin der Friedrich-Cotta-Schule in Stuttgart nicht treffender hätte beschrieben werden können: Gemeint ist Ihre »Majestät« Königin Amygdala, unsere Angstzentrale, die mächtigste Instanz in unserem Gehirn. Diese wirklich märchenhafte Geschichte will ich Ihnen nicht vorenthalten! Doch zunächst ein paar kurze Worte dazu, wie sie entstanden ist: Die Friedrich-Cotta-Schule ist eine Berufsfachschule, an der u.a. Kaufleute für Marketingkommunikation ausgebildet werden Teil der Abschlussprüfung der künftigen Marketingkommunikationsfachleute ist es, für ein tatsächlich existierendes Unternehmen ein fiktives Marketingkonzept zu erstellen. Dafür hatte ich mich mit meinem Unternehmen zur Verfügung gestellt. Und so entstand aus den vielen tollen Ideen der Schülerinnen und Schüler u.a. das Märchen von der bösen Königin Amygdala und ihrem erbitterten Feind, dem Hippocampus.

Auf der Grundlage der Ballade vom »Erlkönig« von Johann Wolfgang von Goethe hat die Schülerin Emily Traub folgendes Gedicht geschrieben:

Es war einmal in einem nicht ganz so weit entfernten Land ein Königreich, das immer wieder von der bösen Königin mit ihrer »Cortisol«-Armee besetzt wurde.
Das rief in dem Königreich üble Folgen wie Müdigkeit, Gliederschmerzen, Herzrasen und viele weitere mysteriöse Symptome hervor. Verzweifelt suchte der Gegner der bösen Königin, General Hippocampus, nach einer Möglichkeit, diese immer wiederkehrende Bedrohung abzuwenden und stieß bei der Suche auf den Namen LINK MOVES®.

Und so wendete sich das Blatt – aber lesen Sie selbst:

Wer reitet so spät durch Nacht und Wind?
Es ist der General Hippocampus, der eilt geschwind.

Zu einer guten Fee, von der er gehört,
sie soll eine sein, die die Sinne betört.
Die beseitigen kann jede Form von Stress,
geschuldet der bösen Königin Amygdales.

Man munkelt die innovative Lösung heißt LINK MOVES®,
zusammengesetzt aus Denksport und coolen Grooves.

Hocherfreut reitet General Hippocampus von dahinnen,
was die böse Königin sicher wird mächtig verstimmen.

Und auch wir sind vom Konzept der guten Fee überzeugt,
können dem Stress entfliehen, der unsere Sinne betäubt.

Können fit und motiviert durch den Alltag gehen,
Sachverhalte auffassen und vieles verstehen.

Und das dank Dir, Heidrun, Deine Tätigkeit ist eine Kunst,
die wir lernten zu lieben, doch sie hilft nicht nur uns.

Für jedermann tauglich, der eilt geschwind
zu Heidrun, der Fee, bei Nacht und Wind.

Wer oder was ist denn nun aber die Amygdala, und warum ist sie die »böse Königin«? Die Amygdala (auch Mandelkern genannt) ist wesentlich an der Entstehung von Angst beteiligt und spielt bei der emotionalen Bewertung und dem gefühlsgeleiteten Wiedererkennen von Situationen eine wichtige Rolle. Dieses Hirnareal entwickelt sich im letzten Drittel der Schwangerschaft, daher erlebt das im Mutterleib heranwachsende Kind ab dieser Zeit alle Emotionen der Mutter und des Umfelds mit. Aufgabe der Amygdala ist es, Situationen zu analysieren und im Notfall lebenswichtige Reaktionen einzuleiten. Daher werden über die Sinnesorgane aufgenommene Informationen immer auch an die Amygdala weitergeleitet.

Die Amygdala, die Teil des sogenannten limbischen Systems ist, ist also gewissermaßen unsere »Alarmanlage« und wird auch als

»Königin des Gehirns« bezeichnet. Sie tritt paarweise auf, das heißt einmal in unserer linken Gehirnhälfte und einmal in unserer rechten Gehirnhälfte.

Die Amygdala reagiert besonders schnell und analysiert Situationen unmittelbar und permanent: gefährlich – nicht gefährlich, gefährlich – nicht gefährlich, gefährlich – ...Wenn sie entscheidet, dass es zu gefährlich wird (d. h., weil zu viele Stressoren aktiv sind), »läutet« sie sofort überlebensnotwendige Maßnahmen ein. Diese lauten: Kämpfen oder Flüchten!

Im äußersten Notfall ist das natürlich richtig und wichtig. Aber Hand aufs Herz: Wie oft kommt es in Ihrem Alltag oder an einem ganz normalen Arbeitstag vor, dass etwas von so dringender Notwendigkeit ist, dass Sie wirklich kämpfen oder flüchten müssen? Und vor allem, wieviel Energie kostet Sie das?

Kann es auch sein, dass Sie sich, aufgrund Ihrer zu hohen Erwartungen an sich selbst oder auch Erwartungen von außen, zu oft in die Stressspirale hineinziehen lassen? Würde ein klarer Verstand, der im richtigen Moment sagt: »Jetzt steh auf und mache eine Übung!«, vielleicht helfen? Würde Ihnen eine Übung dabei helfen, Ihre Königin nicht so laut läuten zu lassen? (Dazu finden Sie in Kapitel 6.3 noch eine passende Geschichte, die ich zu diesem Thema erlebt habe.)

Ganz so dramatisch, wie es hier dargestellt wird, ist es mit diesem wichtigen Gehirnareal aber glücklicherweise nicht (immer). Natürlich dürfen und müssen Sie sich auch mit Ihrer Königin anfreunden. Es hätte fatale Folgen, wenn sie nicht mehr funktionieren würde!

Angst ist ein überlebenswichtiger Mechanismus und der Mandelkern, wie die Amygdala auch genannt wird, hilft uns, denn er sorgt dafür, dass wir »Situationen, Menschen oder Objekten aus dem Weg gehen, die uns in Gefahr bringen«, sagt der Wissenschaftler Justin Feinstein. Das zeigt uns die Geschichte von der »Frau ohne Angst«: Im Gehirn einer 44-jährigen Frau wurde durch das Urbach-Wiethe-Syndrom, eine sehr seltene Erkrankung, der Mandelkern zerstört. Diese Frau empfindet zwar noch Emotionen wie Freude, Trauer oder Wut. Auch die Erinnerung daran, dass sie als Kind Angst hatte, ist noch da. Laut eigener Aussage würde sie auch keine Schlangen mögen und dieser daher meiden. Beim Besuch eines Zoogeschäfts zusammen mit einigen Wissenschaftlern zeigte sich allerdings, dass die Frau von den Schlangen in den Terrarien regelrecht fasziniert war und sogar selbst gerne eine halten würde. Auf einer Skala von 0 (keine Angst) bis 10 (extreme Angst) nannte sie als höchsten Wert die 2. Stattdessen bat sie immer wieder darum, eine der größeren, gefährlicheren Schlangen anfassen zu dürfen, obwohl ihr gesagt wurde, das sei zu gefährlich. Sie versuchte auch, eine Tarantel zu berühren, selbst auf die Gefahr hin, dass die Spinne sie beiße. Weder beim Ansehen von Filmen, die bei anderen Menschen Angst hervorrufen würden, empfand die Frau Furcht, noch lösten selbst lebensbedrohliche Situationen, die sie erlebt hatte (Bedrohung mit einer Schusswaffe), Angst in ihr aus.[18]

Fazit: Eine Zerstörung der Amygdala führt zum Verlust von Furcht und Aggressionsempfinden und so zum Zusammenbruch der mitunter lebenswichtigen Warn-/Abwehrreaktionen. Das möchte natürlich auch niemand! Wie so oft gilt daher auch hier der Grundsatz: Die gesunde Mischung macht's.

ZUSAMMENGEFASST

Die Amygdala

- entwickelt sich im letzten Drittel der Schwangerschaft und übernimmt bereits im Mutterleib seine Funktion als »Alarmanlage«.
- reagiert besonders schnell, nach dem Motto: Erst handeln, dann denken.

Nur keine Angst!

Sie wissen jetzt, dass die Amygdala lebenswichtig und oftmals eine große Unterstützung für Sie ist. Sie sollte jedoch nicht allzu »laut läuten«, wenn Sie sich in einer Situation befinden, die für Sie herausfordernd ist, bzw. in der Sie Angst haben.

Wie kann es Ihnen in einer für Sie unangenehmen, evtl. sogar angsteinflößenden Situation gelingen, eine Pause zu machen und eine Übung durchzuführen?

____

____

____

____

____

____

Ihr Ziel sollte sein, dass Sie zukünftig in solchen Situationen eine Art Anker haben, an dem Sie sich festhalten können.

Notieren Sie sich also Folgendes: Welche Übung machen Sie? Wie lange führen Sie diese durch (täglich, wöchentlich, nur in der Situation)?

____

____

____

____

____

____

____

5.2 Professor Hippocampus – unsere Gedächtniszentrale

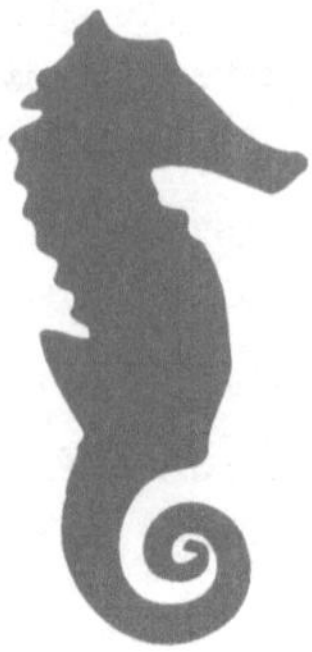

Abb. 16: Professor Hippocampus

Was wäre wenn …
… wir mit unserem Hippocampus sprechen könnten?

»Herr Professor Hippocampus, wir danken Ihnen, dass wir dieses Gespräch mit Ihnen führen können. Als erstes würde ich gerne wissen, ob Sie sich daran erinnern …?«

»Ja, selbstverständlich erinnere ich mich!«

»Ich habe meine Frage doch noch gar nicht gestellt!«

»Bitte entschuldigen Sie. Da war ich wohl etwas voreilig. Aber ich kann mich wirklich an fast alles erinnern! Fragen Sie ruhig.«

»Also, Sie sagen, Sie können sich an fast alles erinnern. Wie machen Sie denn das?«

»Ich sortiere die Informationen, die ich bekomme, danach ob sie dringend, wichtig oder neu für mich sind. Wenn sie keinem dieser drei Kriterien entsprechen, fliegen sie raus. Mein Zwillingsbruder macht das übrigens genauso. Er in der rechten Gehirnhälfte, ich in der linken.«

»Aha. Sie gibt es also sozusagen im Doppelpack! Das heißt also, Sie beide speichern nur die Informationen ab, die für Sie relevant sind?«

»Ganz genau. Wenn ich zum Beispiel eine Information bekomme, die für mich neu und wichtig ist, und die ich gerne aufheben möchte, speichere ich sie in meinem Kurzzeitspeicher. Während der Tiefschlafphase wird diese Information dann einfach in den Langzeitspeicher transportiert. So kann ich die Information dann immer wieder abrufen. Praktisch, nicht wahr?«

»Ja, das ist sehr beeindruckend. Und was passiert mit Informationen, die Sie kurzzeitig aufbewahren möchten, aber nicht dauerhaft brauchen?«

»Die landen zunächst im Kurzzeitspeicher, werden dann aber wieder gelöscht. So verbrauche ich nicht so viel Speicherkapazität. Genial, finden Sie nicht auch?«

»Das ist wirklich sehr praktisch. Ich habe noch eine Frage: Haben Sie eigentlich Hobbys?«

»Oh ja, natürlich. Ich liebe es, mich zu bewegen! Im Grunde jede Art von Bewegung, das muss kein Hochleistungssport sein. Und ich liebe es, Neues zu lernen und zu entdecken, auf Reisen zu gehen und mich mit meinen Freunden Serotonin, Adrenalin, Oxytocin und Dopamin zu treffen. Ich finde es toll, wenn ich Fehler mache, denn dann kann ich dazulernen! Außerdem schwimme ich leidenschaftlich gerne. Wissen Sie, Wasser ist für mich sozusagen das A und O. Wenn ich auf dem Trockenen sitze, fällt es mir sehr schwer, die Informationen vernünftig zu sortieren. Das klappt wesentlich besser, wenn ich meine täglichen 1,5 Liter Wasser bekomme. Dann bin ich ganz in meinem Element!«

»Ach, und noch was Herr Professor, Sie sagen, Sie gibt es im Doppelpack? Dann ist das ja genauso wie bei Ihrer Nachbarin der Königin Amygdala, die gibt es ja auch einmal rechts und einmal links! Das ist ja toll! Dann können Sie sich alle regelmäßig zum Sport treffen!«

»Nein, das funktioniert leider nicht, wir sind im ›Nachbarschaftsstreit‹ und haben uns noch nie gut verstanden. Immer wenn Sie zu laut an Ihrer Glocke läutet tut mir das nicht gut, ich verliere die Energie und kann mich gar nicht mehr recht konzentrieren und erinnern. Es gibt Tage, da ist es ganz schlimm, da läutet die so laut, dass ich mich in meinem Haus verbarrikadiere und wie erstarrt bin.«

»Ja gibt es denn gar keine Möglichkeit, die Glocke auszustellen?«

»Doch natürlich, ich darf einfach nie aufhören, in Bewegung zu bleiben. Wenn ich in Bewegung bin und sie merkt, was für eine Energie ich habe, dann traut sie sich gar nicht mehr zu läuten. Dann zieht sie sich zurück.«

»Spannend, das war mir so nicht klar. Vielen Dank für das Gespräch, Herr Professor!«

Der **Hippocampus** – wir sind ihm schon in Kapitel 2.5 begegnet, erinnern Sie sich …? Er ist die Zentrale des limbischen Systems, das Tor zum Gedächtnis und tritt pro Hirnhemisphäre einmal auf. Er ist die Schnittstelle zwischen Kurzzeit- und Langzeitgedächtnis und hat die Form eines Seepferdchens (altgriechisch: Hippocampus).

In diesem Hirnareal werden alle ankommenden Informationen zunächst erstmal zusammengetragen. Der Hippocampus wägt dann nach Dringlichkeit, Wichtigkeit und Neuigkeit der Information ab. Die meisten Informationen, die ihn erreichen, sind allerdings weder dringend, noch wichtig oder neu und werden daher entweder für das restliche Gehirn blockiert oder entsorgt.

Informationen, die allerdings einem oder mehreren dieser Kriterien entsprechen, werden sortiert und, ganz einfach gesprochen, in einer Art Zwischenablage gespeichert. Sie werden sozusagen eingelagert, um später in den Tiefschlafphasen wieder aktiviert und in die zuständigen Hirnareale der Großhirnrinde übertragen zu werden. Hier erfolgt dann die Speicherung der Informationen, also die Gedächtnisbildung.

Im Hippocampus werden außerdem täglich neue Nervenzellen gebildet. Wir sprechen bei diesem Vorgang von der sogenannten Neurogenese.

Die Entdeckung der Neurogenese in den 90er Jahren war eine große wissenschaftliche Sensation.[19] Mit ihr stand erstmals fest, dass das Gehirn plastisch (also formbar) ist – ein guter Ansatz für das Gehirnfitnesstraining! Denn es bedeutet auch, dass Sie Ihr eigener »Straßenbauer« sind (aber mehr dazu in Kapitel 6.7).

Schädigungen des Hippocampus führen zu Problemen beim Abruf gelernter Gedächtnisinhalte und abgespeicherter Informationen. Eine rechtsseitige Schädigung hat eine Amnesie allgemein bedeutsamer und selbst erlebter Ereignisse zur Folge. Bei einer linksseitigen Schädigung kommt es hingegen zu einer Amnesie bezogen auf Fakten und zu Schwierigkeiten beim Abruf von Detailwissen.

Der Hippocampus kann aber noch viel mehr. Er liebt es z. B. Neues zu lernen. Am besten lernt er über Humor oder in einer entspannten Atmosphäre. Ihm verdanken wir es auch, uns in vielfältiger Weise ausdrücken zu können, denn er stellt uns ein Reservoir an Worten zur Verfügung und hilft uns dabei, sie zu finden. Außerdem ist der Hippocampus für unsere räumliche Orientierung und Wahrnehmung zuständig. Er sorgt auch dafür, dass wir Lebensfreude empfinden, was leider auch bedeutet, dass er extrem auf Alkohol und Drogen reagiert. Und er unterstützt uns dabei, ein positives Selbstbild zu haben, haben wir das nicht, schaltet er sich allerdings ab.

Und noch ein wichtiger Hinweis zu Amygdala und Hippocampus: Weil für beide das Entweder-Oder-Prinzip gilt, gibt es zwei Kreisläufe, denen entweder die Amygdala oder der Hippocampus »zwischengeschaltet« ist. Ist die Amygdala eingeschaltet, ist der Hippocampus also ausgeschaltet und umgekehrt.

Ist das eine eingeschaltet …

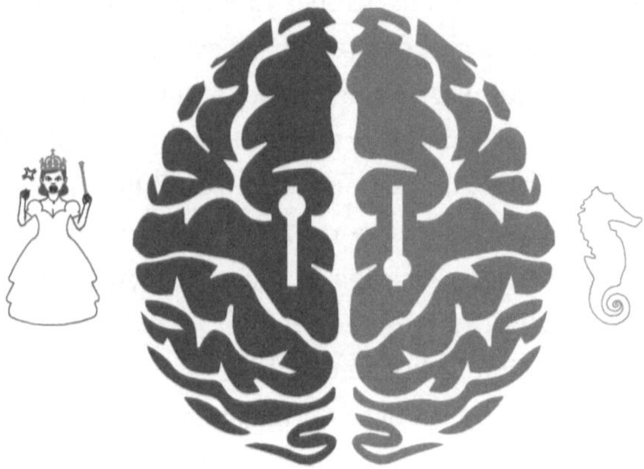

… ist das andere ausgeschaltet

Abb. 17: »Stressschalter« Amygdala/Hippocampus

5.3 Der »Motivator und Suchtexperte« Nucleus Accumbens – die Belohnungszentrale

»Ned gschompfa isch gnug globt!« Kennen Sie dieses schwäbische Sprichwort? Übersetzt heißt das: »Nicht geschimpft ist genug des Lobes«! Das soll so viel bedeuten wie, solange ich nichts sage, ist alles in bester Ordnung, erst wenn es etwas zu beanstanden gibt, sage ich Bescheid. Leider muss ich zugeben, dass dieses Sprichwort vor allem im Schwabenlande (und das sage ich als Schwäbin) in vielen Familien, Arbeitsteams und Unternehmen genauso gelebt wird.

Ich hoffe, dass Sie aufgrund der folgenden Informationen über das wichtige Gehirnareal Nucleus Accumbens dieses Motto ab sofort über Bord werfen (auch wenn Sie in Baden-Württemberg wohnen).

Es gibt was geschenkt!

Freuen Sie sich auch über kostenlose Give-aways? 2 für 1, Belohnungssticker für Kinder! In Einkaufsstraßen und auf Messen trifft man immer mal wieder auf Promoter, die freigiebig kleine Geschenke wie Süßigkeiten o. ä. an die Menschen verteilen. Hier geht es in erster Linie darum, für ein Produkt zu werben. Aber auch wenn wir uns dessen bewusst sind, löst allein schon das Gefühl, etwas umsonst bekommen zu haben, eine kleine Glückswelle in Ihrem Gehirn aus. Und das passiert, weil dann gerade Ihr Belohnungszentrum aktiviert wurde.

Im Nucleus Accumbens befinden sich Dopaminrezeptoren. Dopamin gehört zu den Glückshormonen (mehr dazu in Kapitel 5.5), also den Hormonen, die für Zufriedenheit, Freude und Glück verantwortlich sind. Aktiviert wird dieses Areal, wenn wir Erfolgserlebnisse haben, wenn wir gelobt, gesehen, anerkannt werden und wenn wir uns bewegen.

Aktiviert wird das Belohnungszentrum durch viele unterschiedliche Reize. Entsprechend viele Möglichkeiten gibt es, selbst für unser Glücksempfinden zu sorgen. Auf eine sehr gesunde Art können wir unser Belohnungszentrum z. B. durch Bewegung stimulieren. Denn Bewegung aktiviert den Nucleus Accumbens und beruhigt die Amygdala (unser Stressorgan), sodass Freude erzeugt und Angst vermindert wird. Außerdem erfüllt Bewegung auch eine wesentliche soziale Funktion: Weil sie oft gemeinschaftlich betrieben wird, stärkt sie das Gemeinschaftsgefühl und den Teamgedanken, macht selbstbewusster und kann »Flügel« verleihen.

Aber auch bei der Entstehung von Süchten spielt das Belohnungszentrum eine große Rolle! Das ist das Fatale daran. Neuronale »Belohnungen« mit Ersatzdrogen wie Zigaretten, Alkohol, Drogen und Computerspiele greifen in den komplexen Mechanismus der Belohnungszentrale ein. Drogen bewirken eine Ausschüttung von Dopamin und stimulieren so unser Belohnungssystem bis zu 10mal intensiver als beispielsweise Pralinen oder Chips.[20]

Hier gilt es, aufmerksam zu sein, vor allem, wenn Sie Kinder haben, die in der Pubertät sind. Während der Umbauphase des Gehirns haben gerade Jugendliche oft mit einer fehlenden Ausschüttung von Dopamin zu kämpfen. Daher der Appell an alle Eltern: Weg mit dem Zeigefinger (der aktiviert ohnehin nur die Amygdala). Zeigen Sie Verständnis durch positive verbale Äußerungen und animieren Sie Ihr Kind zu körperlicher Bewegung, am besten gemeinsam mit Ihnen!

Sie sehen, auch hier ist über Bewegung sehr viel möglich. Damit ist aber nicht nur die körperliche Bewegung, sondern auch die »verbale« Bewegung gemeint! Haben Sie heute schon einmal aufrichtig gelobt? Falls nicht, tun Sie es, am besten sofort. Es wird Ihnen und auch Ihrem Gegenüber guttun! Das Verrückte dabei ist, wenn wir einen anderen Menschen loben oder jemandem ein Geschenk machen, wird auch bei uns Dopamin ausgeschüttet.[21, 22] Und die Wahrscheinlichkeit, dass Sie dann auch mal ein Lob ernten, ist viel größer! Damit kommen auch schon die Spiegelneuronen ins Spiel, die Sie jetzt gleich kennenlernen werden.

Aber auch durch positive Gedanken, zum Beispiel an den letzten Urlaub, an ein gutes Essen mit Freunden, oder an andere schöne Erlebnisse, wird im Gehirn Dopamin ausgeschüttet und somit ein positives Glücksgefühl ausgelöst.

TIPPS UND TRICKS

Was im Gehirn eine Belohnung auslösen kann, birgt stets auch die Gefahr, abhängig zu machen. Daher Hände weg von Drogen aller Art – belohnen Sie sich stattdessen durch Bewegung und positive Gedanken!

Immer schön positiv!

Notieren Sie 5 schöne Erlebnisse, die Sie in letzter Zeit hatten. Holen Sie diese Notiz immer mal wieder hervor, um sich diese Erlebnisse erneut ins Gedächtnis zu rufen.

Meine 5 schönsten Erlebnisse in den letzten Wochen/Monaten:

Notieren Sie den Namen eines Menschen, dem Sie etwas Positives sagen wollen. Schreiben Sie auf, was Sie ihm sagen möchten, und setzen Sie dieses Vorhaben in der nächsten Woche in die Tat um.

Diesem Menschen möchte ich Folgendes sagen:

ZUSAMMENGEFASST

Der Nucleus Accumbens

- ist unser Zentrum für Belohnung, Aufmerksamkeit und Sucht
- wird bei Erfolgserlebnissen aktiviert und ist daher ein wichtiger Motivator
- wird durch Dopamin stimuliert, das verleiht uns »Flügel«
- Drogen führen zu einer Steigerung der Dopaminausschüttung

Übrigens: Die zu erwartende Belohnung schüttet laut neuesten Erkenntnissen der Gehirnforschung mehr Dopamin aus als die Belohnung selbst. Daher: Vorfreude ist und bleibt immer noch die schönste Freude! Also buchen Sie doch jetzt ihren nächsten Kurzurlaub, vereinbaren Sie ein Essen mit guten Freunden oder planen Sie für das Wochenende einen Ausflug zu einem Ihrer Lieblingsziele.

5.4 Spieglein, Spieglein an der Wand … Empathiefähig?!

Meine Tochter Paula kam in der zweiten Klasse mit einem Zettel von der Schule nach Hause: »Läuse sind im Umlauf, bitte kontrollieren Sie auch Ihr Kind.«

Was glauben Sie, welcher Prozess sich in dem Moment bei mir in Gang setzte?

Meine Kopfhaut begann sofort zu jucken und ein Schaudern lief über meinen Rücken. Schon allein die bloße Vorstellung von Kopfläusen hat dieses Gefühl in mir verursacht. Wer will schon gerne Läuse haben!

Das war ein zuverlässiges Zeichen dafür, dass meine **Spiegelneuronen** gut funktionieren.

Was sind Spiegelneuronen?

Immer mehr Personalbeauftragte in Unternehmen schauen nicht mehr nur auf die Noten der Bewerberinnen und Bewerber, sondern achten verstärkt darauf, mit welchen sozialen Kompetenzen sich eine Person in ihrem Unternehmen vorstellt. Das finde ich großartig, denn das macht am Ende ein gut funktionierendes Team aus, egal in welchem Bereich! Viel entscheidender als Schulnoten sind ganz oft die soziale Kompetenz und das Einfühlungsvermögen (Empathiefähigkeit).

Hier bietet uns unser Gehirn eine wunderbare Unterstützung. Die Rede ist von den Spiegelneuronen, deren Entdeckung zu einer der jüngeren in der Gehirnforschung zählt. Ich wünsche mir, dass Sie Lust darauf bekommen, die Spiegelneuronen in Ihrem Umfeld immer wieder zu aktivieren. Es lohnt sich!

Wahrscheinlich kennen wir das alle: Jemand fängt an zu gähnen und sofort müssen wir unweigerlich mitgähnen. Auch wenn jemand sehr herzhaft lacht, können sich die meisten Menschen zumindest ein Schmunzeln nicht verkneifen. Und was machen Eltern, wenn sie ihr Kind füttern? Sie sperren dabei selbst den Mund ganz weit auf.

Verantwortlich dafür sind besondere Gehirnzellen, die sogenannten Spiegelneuronen. Spiegelneuronen sind Nervenzellen, die im präfrontalen Cortex (Stirnlappen) des Gehirns sitzen. Das Besondere an Spiegelneuronen ist, dass sie dasselbe Aktivitätsmuster aufweisen, wenn man eine Handlung beobachtet, wie wenn man dieselbe Handlung selbst durchführen würde.

Sie wurden in den neunziger Jahren bei Experimenten mit Makaken (asiatische Affenart) entdeckt.[23] Wissenschaftler aus Parma maßen die Aktivität von einzelnen Nervenzellen im prämotorischen Cortex. Zufällig stellten sie dabei fest, dass bestimmte Neuronen sowohl dann feuern, wenn ein Affe eine bestimmte Bewegung machte, als auch dann, wenn dieser Affe einen anderen Affen bei der gleichen Bewegung beobachtete.

Spiegelneuronen werden aber nicht nur aktiv, wenn eine Bewegung, sprich eine Handlung durchgeführt oder beobachtet wird. Für die Aktivität der Spiegelneuronen sind auch das Hören von Geräuschen, die Erwähnung einer Handlung in einem Gespräch oder sogar die bloße Vorstellung ausreichend.

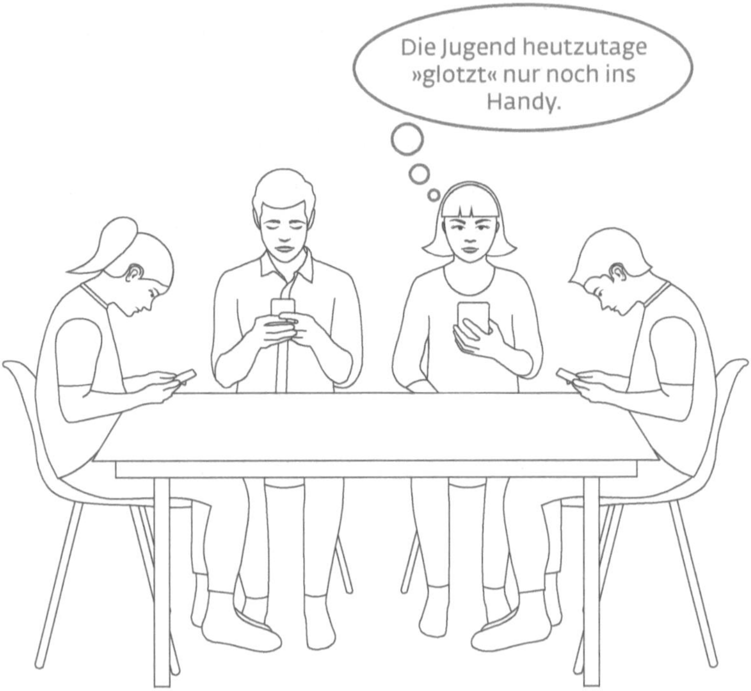

Abb. 18: Ob positiv oder negativ: Spiegelneuronen sorgen dafür, dass unsere Handlungen imitiert werden.

Folgende Effekte sind auf Spiegelneuronen zurückzuführen:

- Beobachtetes Verhalten wird intuitiv nachgeahmt.
- Beobachtete Emotionen werden automatisch nachempfunden (emotionale Empathie).
- Wenn zwischen zwei Menschen eine emotionale Verbindung besteht (in der Psychologie wird dies »Rapport« genannt), dann

harmonisieren sie unbewusst auch ihre Körpersprache, beispielsweise durch das Einnehmen einer ähnlichen Sitzposition.

Spiegelneuronen sind also zuständig für das Verstehen von Handlungen. Egal, ob die Handlung positiv oder negativ ist, wird sie oftmals gespiegelt. Daher können wir mit den Spiegelneuronen leider auch Schaden anrichten, wie Abbildung 18 verdeutlicht.

Die Entdeckung der Spiegelneuronen hat daher große Bedeutung nicht nur für die Wissenschaft, sondern auch für jeden Einzelnen von uns. Wir wissen, dass wir durch das, was wir vorleben, auch Gutes für das Handeln und somit auch für das Gehirn unseres Gegenübers tun können. Ich finde diese Erkenntnis sehr schön und möchte Ihnen diese darum ebenfalls näherbringen. Und das Bewusstsein, dass die Spiegelneuronen durch Bewegung aktiviert werden (auch hier reichen einfache Bewegungsübungen aus), bestärkt mich in meiner Überzeugung, dass Bewegung ein Schlüssel zur Verbesserung unseres sozialen Miteinanders ist.

Haben Sie Lust bekommen, die Spiegelneuronen bei Ihrem Gegenüber zu aktivieren?! Dann lächeln Sie ihn oder sie doch einfach mal an. Das funktioniert und kostet Sie nichts außer einem Lächeln. Oder Sie machen eine gemeinsame LINK MOVES®-Übung mit Ihrem Gegenüber!

ZUSAMMENGEFASST

Spiegelneuronen

- sind zuständig für das Verstehen und Nachahmen von Handlungen,
- werden aktiviert bei eigener Bewegung UND beim Beobachten von Handlungen anderer.

TIPPS UND TRICKS

Gehen Sie mal wieder auf ein Konzert Ihrer Lieblingsband. Bei einem Rockkonzert synchronisieren sich unsere Gehirne unter anderem über die Spiegelneuronen miteinander. Der gemeinsame Rhythmus, das Hören der gleichen Musik und das gemeinsame Singen und Klatschen transportiert uns in einen regelrechten Glücksrausch! Das macht etwas mit uns als Menschen, es verbindet uns. In diesem Moment sind wir ein einziges großes Team! Das trägt zu mehr Empathiefähigkeit und einem besseren Miteinander bei. Auch das gehört zur Stressprävention.

5.5 Die wichtigsten Hormone und Neurotransmitter

In diesem Kapitel habe ich Ihnen einige der wichtigsten Hormone und Neurotransmitter aufgeführt. Es soll für Sie auch ein kleines Nachschlagewerk sein. Blättern Sie daher immer wieder mal rein!

Hormone – langsame Übertragung der Signale

Hormone werden in Drüsen gebildet, u.a. in der Hypophyse, Schilddrüse, Nebennierenrinde, in den Eierstöcken und Hoden, und erreichen über den Blutkreislauf jede Körperzelle. Alle langsam ablaufenden Prozesse, wie beispielsweise Wachstum oder Pubertät, werden im Prinzip über Hormone gesteuert. Die wichtigsten Vertreter sind:

Cortisol (Stresshormon) wird bei Stress von den Nebennieren ausgeschüttet. Es stimuliert die Amygdala und hemmt den Hippocampus. Das kann zu einem sogenannten »Blackout« führen. Je höher der Cortisolspiegel, desto schwächer ist die Immunabwehr. Cortisol wirkt außerdem stark entzündungshemmend.

Oxytocin (Bindungs- oder Kuschelhormon) fördert ein fürsorgliches Verhalten, z. B. gegenüber Kindern, und die Bindung zwischen Paaren oder auch in Teams. Oxytocin verstärkt das Vertrauen in unsere Mitmenschen, macht bindungsfähig und beruhigt. Frauen verfügen über mehr Oxytocin als Männer.

Östrogen ist das wichtigste weibliche Geschlechtshormon, welches bei der Steuerung des Zyklus beteiligt ist und bei der Schwangerschaft eine wichtige Rolle spielt. Es wird hauptsächlich in den Eierstöcken gebildet. Es ist verantwortlich für das Wachstum der Brustdrüsen und den Menstruationszyklus.

Testosteron ist das wichtigste der männlichen Geschlechtshormone und wird hauptsächlich im Hoden gebildet. Es steuert die Sexualität und ist verantwortlich für Achsel- und Schambehaarung und Bartwuchs. Beim Aufbau von Muskulatur ist Testosteron das entscheidende Hormon. Stress, Erkrankungen, Alkohol und Drogen können den Testosteronspiegel senken.

Neurotransmitter – schnell wie der Blitz

Neurotransmitter sind Botenstoffe, die im zentralen Nervensystem (Gehirn und Rückenmark) und im peripheren Nervensystem (Nervenfasern im Körper) für die Übertragung elektrischer Signale (Informationen) zwischen zwei Nervenzellen sorgen. Die wichtigsten Vertreter sind:

Glutamat, der wichtigste erregende Neurotransmitter, ist an nahezu allen Hirnfunktionen beteiligt. Lernen, Gedächtnisbildung, Sinneswahrnehmung und Bewegungssteuerung fallen beispielsweise in seinen Aufgabenbereich.

Gaba, der wichtigste hemmende Neurotransmitter, der auch als »Buddha«-Transmitter bezeichnet wird, sorgt für Ruhe, Klarheit, Gleichmut, Geduld und Konzentrationsfähigkeit, und ist ebenfalls wichtig für das Gedächtnis und das Lernen.

Dopamin ist, in Kombination mit Noradrenalin, für angenehme und erfreuliche Gefühle zuständig. Ein zu niedriger Dopaminspiegel führt daher zu Niedergeschlagenheit und im schlimmsten Fall zu Depression. Es ist ebenso zuständig für Motivation und Bewegungssteuerung.

Serotonin, der »Stimmungstransmitter«, sorgt für Gelassenheit, Ausgeglichenheit, Zufriedenheit und Ruhe. Außerdem dämpft es Hungergefühle, Schmerzempfingen, Angst, Kummer und Aggression, und lindert Sorgen.

Noradrenalin macht den Körper wach, aufmerksam und motiviert.

Endorphine sind unsere körpereigenen »Schmerzkiller«. Sie sorgen aber nicht nur für Schmerz- und Hungerlinderung, sondern auch für Euphorie. Ein zu niedriger Endorphinspiegel lässt Schmerzen stärker erscheinen.

Wenn ein gesundes Gleichgewicht im Gehirn herrscht, halten sich aktivierende und hemmende Prozesse in etwa die Waage. Dies kann unter anderem auch über regelmäßige, gezielte Bewegung erreicht werden.

6 Butter bei die Fische – Übungen und visuelle Reminder zur täglichen Gehirnfitness

6.1 Wie wir Wissen speichern

Vor kurzem habe ich in einem größeren Unternehmen die Einführungswoche der Auszubildenden begleitet. Es ist eine ganz besondere Aufgabe, jungen Menschen für ihren aufregenden Start ins Arbeitsleben Input zu geben.

Insgesamt 65 Azubis aus unterschiedlichsten Bereichen waren bei dieser einwöchigen Veranstaltung dabei. Sehr beachtlich! Was auch beachtlich war und was mir sehr positiv aufgefallen ist, dass die Jugendlichen vom ersten Tag an praktisch arbeiten durften.

Ich könnte auch sagen, sie sind gleich ins kalte Wasser geworfen worden. Ganz so dramatisch war es allerdings nicht. Die Jugendlichen wurden permanent von ihren Ausbildungsleiter oder Azubis aus dem zweiten oder dritten Lehrjahr begleitet und unterstützt, ein Beispiel wie aus dem Lehrbuch.

Warum ist es so sinnvoll, dass wir selbst Dinge tun und nicht nur zuhören oder zuschauen? Weil wir das Gelernte dann am besten behalten können, wie die folgenden Zahlen zeigen:

- 10 % Lesen
- 20 % Hören
- 30 % Sehen
- 50 % Sehen und Hören
- 80 % Sprechen
- 90 % Selbst tun

Während wir uns im Durchschnitt beim Lesen also nur etwa 10 % der aufgenommenen Informationen merken, sind es, wenn wir etwas selbst tun, immerhin 90 %!

An dieser Stelle könnte es keine bessere Überleitung geben: Wir kommen jetzt ins Tun.

6.2 Visuelle Reminder – die tägliche Erinnerung

Ich habe die Erfahrung gemacht, dass ich durch eine Visualisierung der Inhalte meiner Seminare viel mehr Menschen erreichen kann. Vor einiger Zeit bin ich daher dazu übergegangen, meine Tipps und Tricks auch visuell darzustellen. Im Grunde eine logische Schlussfolgerung, da wir ja wissen, dass das Gehirn, vor allem die Gedächtniszentrale mit Bildern arbeitet. Durch Bilder, im optimalen Fall gepaart mit einer kleinen Geschichte, können die Inhalte besser abgespeichert und abgerufen werden.

Aus diesem Wissen heraus entstand die Idee der »visuellen Reminder«, also kleine Bilder, die als Erinnerungsstütze dienen. Seither gibt es diese für meine Teilnehmerinnen und Teilnehmer in den Seminaren und Vorträgen in Form von Postkarten und jetzt auch für Sie in diesem Buch. Es sind insgesamt sechs Reminder, die jeweils den Auftakt zu den nachfolgenden Unterkapiteln geben. Sie sollen Sie nicht nur dabei unterstützen, das Gelernte zu behalten, sondern Sie auch immer wieder daran erinnern, es auch im Alltag umzusetzen. Kopieren Sie die Reminder direkt aus dem Buch heraus, oder laden Sie sich die Bilder im Downloadbereich dieses Buches auf www.klett-cotta.de herunter. Hier finden Sie zusätzlich zu den visuellen Remindern auch noch weitere Vorlagen zum Ausdrucken.

Was Sie damit machen, überlasse ich Ihnen und Ihrer Kreativität! Sie können die Reminder ausmalen, ausschneiden oder auf einen Pappkarton kleben. Sie können sie vervielfältigen und an

Freunde verschenken, im Büro oder Zuhause aufhängen, was auch immer Ihr Herz begehrt. Erinnern Sie sich noch an den Alphazustand, also den Flowzustand? Wenn Sie gerne malen, ausschneiden oder basteln, kommt Ihr Gehirn dabei in diesen für uns sehr gesunden Zustand. Und schon haben wir wieder zwei Fliegen mit einer Klappe geschlagen. Freuen wird sich auf jeden Fall auch Ihre Gedächtniszentrale, da sie so immer wieder auf eine schöne Art und Weise an wichtige Informationen erinnert wird.

Wenn Sie, wie auch ich, rechtshirnig dominant sind, das heißt, Ihre emotionale Seite stärker ausgeprägt ist, können Sie die visuellen Hilfen als ganzheitlichen Ansatz im Rahmen der Stressprävention sehen. Sind Sie stattdessen linkshirnig und damit ein eher rational denkender Mensch, dann betrachten Sie es einfach als Möglichkeit für sich selbst, jederzeit viele individuelle Werkzeuge bereit zu haben, um in einer akuten Stresssituation reagieren zu können.

Zu jedem Reminder gibt es außerdem gleich im Anschluss die entsprechenden LINK MOVES®-Übungen. Auch hier gilt: Die Mischung macht's. Es gilt also, eine gesunde Mischung aus Wiederholungen und Neuem zu finden. Das Gute an den LINK MOVES®-Übungen ist, dass sie fast unendlich veränderbar und steigerungsfähig sind. Wir beginnen immer mit der Basic-Übung. Sobald Ihr Gehirn diese erlernt und gespeichert hat, setzten wir eine kleine Steigerung darauf. So wird Ihr Gehirn gefordert, aber nicht überfordert, was ein ganz wichtiger Bestandteil der LINK MOVES®-Philosophie ist.

Unterschiedliche Lerntypen

Hier habe ich noch eine spannende und hilfreiche Zusatzinformation für Sie. Wir unterscheiden zwischen drei verschiedenen Lerntypen: dem auditiven, dem kinästhetischen und dem visuellen Lerner. Die meisten Menschen sind natürlich eine Mischung aus diesen verschiedenen Lerntypen, aber ein Lerntyp ist meistens mehr ausgeprägt als die anderen. Zu meiner Schulzeit wurde nahezu ausschließlich auditiv unterrichtet – für mich als kinästhetischen und auch visuellen Lerntyp war das eine mittlere Katastrophe! Aber sehen wir uns die verschiedenen Lerntypen einmal genauer an:

Auditive Lerntypen lernen vor allem über das Hören. Hier ist zum Beispiel ein Hörbuch eine wunderbare Möglichkeit, um sich Wissen anzueignen, weil es den Hippocampus optimal versorgt. Ich hingegen bevorzuge eher unterhaltsame Hörspiele, z.B. Romane, da ich mir auditiv nahezu nichts merken kann (und so eine Liebesgeschichte ist ja immer mal wieder eine nette Begleitung auf Reisen). Wenn Sie zu diesem Lerntyp gehören, können Sie z.B. Ihren Partner oder Ihre Partnerin bitten, Ihnen ein Kapitel aus diesem Buch vorzulesen, oder Sie lesen es einfach selbst laut.

Visuelle Lerntypen brauchen Bilder, um Gelerntes besser verstehen und abspeichern zu können. Übrigens lernen die meisten Menschen am liebsten und am besten über den visuellen Kanal. Darum gibt es in diesem Buch viele graphische Darstellungen und die visuellen Reminder.

Die **kinästhetischen Lerntypen** brauchen Bewegung und die Möglichkeit, mit Ihren Händen zu arbeiten, um zu lernen. Sie müssen Dinge anfassen, ausprobieren und erleben, um diese besser im Langzeitgedächtnis abspeichern zu können. Bei diesen Lerntypen sind die LINK MOVES®-Bewegungsübungen, die Sie in diesem Kapitel kennenlernen werden, besonders effektiv.

Immer wieder werde ich in meinen Seminaren von Eltern um Rat gefragt, weil ihr Kind beim Lernen Musik hört, womöglich dabei »faul« im Bett liegt oder herumspringt, auf dem Stuhl wippt oder mit Händen und Füßen trommelt und herumtippt. Allen Eltern kann ich hier nur raten: Wenn das Ergebnis in der Schule, Arbeit oder Präsentation aber stimmt, dann lassen Sie es zu! Durch diese jeweils individuelle Art zu lernen wird der Hippocampus aktiviert und das Lernen dadurch erleichtert. Und was ich ganz entscheidend finde: Indem Sie Verständnis zeigen, vermeiden Sie Ärger, Wut und Trotz auf Seiten des Kindes. Das wiederum führt auch dazu, dass Lernen Spaß machen kann.

Ich habe einen ganz einfachen Test zusammengestellt, damit Sie ein erstes Gefühl dafür bekommen, welcher Lerntyp Sie sein könnten. Es ist so wichtig, dass bei Ihnen und auch bei Ihrem Team, bei Ihren Kindern oder Familienangehörigen der richtige Lerntyp angesprochen wird.

Welcher Lerntyp sind Sie?

Was verbinden Sie mit folgenden Begriffen?

	Visuell	Auditiv	Kinästhetisch		
	Sehen	Hören	Gefühl	Geruch	Geschmack
Kaffee/Tee	☐	☐	☐	☐	☐
Flieder	☐	☐	☐	☐	☐
Palme	☐	☐	☐	☐	☐
Flugzeug	☐	☐	☐	☐	☐
Brokkoli	☐	☐	☐	☐	☐
Winter	☐	☐	☐	☐	☐
Ferien	☐	☐	☐	☐	☐
Wissenschaft	☐	☐	☐	☐	☐
Sonnen-untergang	☐	☐	☐	☐	☐
Seife	☐	☐	☐	☐	☐
Champagner	☐	☐	☐	☐	☐
Apfelschorle	☐	☐	☐	☐	☐
Mozart	☐	☐	☐	☐	☐

Auflösung: Sie können davon ausgehen, der Lerntyp zu sein, bei dem Sie die meisten Kreuze gesetzt haben.

Bevor wir mit den Übungen loslegen ...

... noch ein paar Hinweise: Zu jedem visuellen Reminder gibt es verschiedene Übungen, die Sie selbst ausprobieren können. Wichtig ist, dass Sie bei allen Übungen folgende Hinweise beachten:

- Ihre Schultern sind entspannt, die Halswirbelsäule ist gerade.
- Der Oberkörper ist aufrecht, der Bauchnabel nach innen gezogen.
- Gehen Sie leicht in die Knie, sodass Sie ganz entspannt stehen.
- Atmen Sie durch die Nase ein und durch den Mund aus.
- Trinken Sie während bzw. zwischen den Übungen ausreichend.

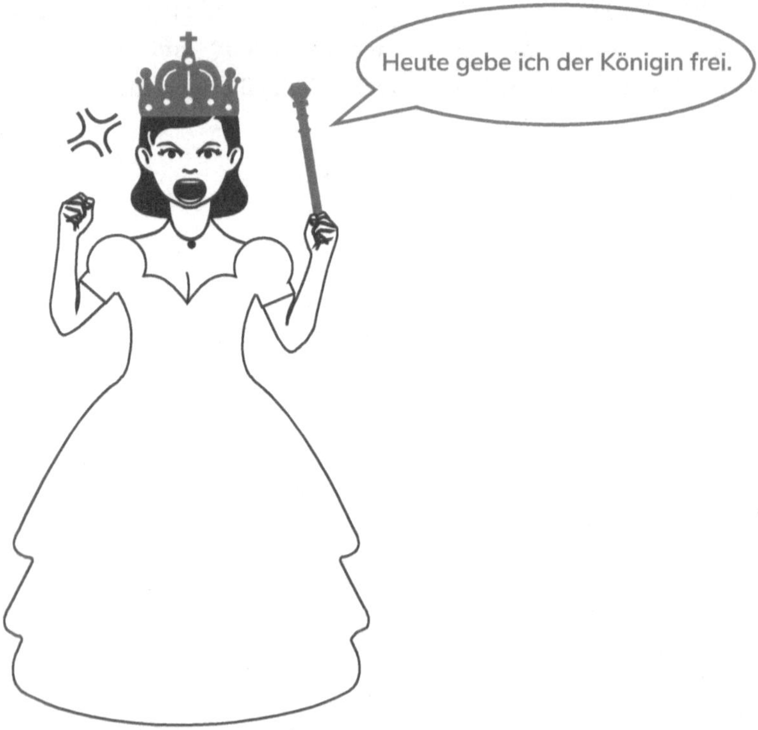
Heute gebe ich der Königin frei.

6.3 Heute gebe ich der Königin frei

Wir starten mit der »heimlichen« Königin – heimlich, weil ich sie immer wieder in den Gesichtern der Menschen abgebildet sehe.

Ich erinnere mich sehr gut an einen Donnerstagvormittag kurz vor Quartalsende, als ich in das Besprechungszimmer eines Unternehmens aus der IT-Branche kam. Dort war ich von einem Team für insgesamt 10 Wochen engagiert worden. Wir trafen uns einmal wöchentlich zu einem 90-minütigen Workshop mit sehr vielen Bewegungsübungen. Die »Jungs« (es war eine reine Männertruppe) waren alle extrem unter Druck und wollten etwas für ihre Stresprävention tun.

Bis zu diesem Donnerstag war es eine sehr gelungene Workshopreihe, da wir gemeinsam schon sehr viel Positives bewegen konnten.

An diesem Morgen, wir waren bereits in Woche neun, also fast am Ende der Workshopreihe, erwartete mich schon einer der Teilnehmer im Besprechungszimmer. Ich musste nicht viele Fragen stellen, denn ich sah mit einem Blick in seinem Gesicht, dass irgendetwas nicht in Ordnung war. Er sah grau und müde aus und begrüßte mich mit folgenden Worten: »Ich bin nur ganz kurz da, weil ich sagen möchte, dass ich es heute auf keinen Fall zum Workshop schaffe! Es ist Quartalsende und ich muss meinem Vorgesetzen Zahlen liefern. Die stimmen leider überhaupt nicht und ich habe noch keine Idee, wie ich ihm das vermitteln soll! Die halbe Nacht habe ich nicht geschlafen und seit zwei Stunden starre ich, ohne eine Lösung zu finden, in meinen Rechner. Und in zwei Stunden ist schon der Termin!«

Ich gebe zu, ich musste auch kurz durchatmen und mich besinnen, was jetzt der beste Weg wäre, diesem Menschen zu helfen. Dankbar bin ich, dass ich meinem ersten Impuls nachgegeben habe (vertrauen auch Sie immer mal wieder Ihrem Bauchgefühl) und ihm dann Folgendes gesagt habe: »Ich kann mir sehr gut vorstellen, dass es jetzt nicht gut passt. Ich kann Ihnen aber auch garantieren, wenn Sie in diesem Zustand zurück an Ihren Arbeitsplatz gehen, dann wird NICHTS passieren! Eine Lösung für Ihr Problem werden Sie so nicht finden. Bitte tun Sie mir einen Gefallen. Bleiben Sie einfach 20 Minuten bei uns und machen Sie beim Workshop mit, so wie es für Sie im Moment geht.«

Sein Blick war wie zu erwarten äußerst skeptisch. Lange Rede, kurzer Sinn, er ging aus dem Raum und ich war wirklich gespannt, ob er wieder zurückkommen würde. Und stellen Sie sich vor: Er kam zurück! Und er machte fast 30 Minuten lang mit! Wir haben wie immer bei den Übungen viel miteinander gelacht, er wirkte von Minute zu Minute entspannter, gelöster und bekam sogar rote Wangen. Mit mindestens doppelt so viel Energie, wie zu dem Zeitpunkt, als er den Raum betreten hatte, ging er wieder.

Eine Woche später, es war wieder Donnerstag, kam ich ins Besprechungszimmer und der Teilnehmer saß wieder da! Dieses Mal wirkte er zum Glück nicht grau und müde, stattdessen strahlte er mich gleich an und hatte sogar ein kleines Dankeschön für mich dabei. Er bedankte sich bei mir dafür, dass ich ihn überzeugt hatte, in der Woche zuvor am Workshop teilzunehmen, und davon, dass es genau JETZT gut wäre, die Übungen mitzumachen! Und das war es! Er berichtete mir, dass er sich nach dieser halben Stunde Workshop total erfrischt gefühlt habe, wieder klar denken konnte und auf einmal auch gute Lösungsansätze für das anstehende Gespräch gefunden habe. Dieses Gespräch lief im Übrigen dann auch sehr gut für ihn!

Was ist mein Ansinnen, dass ich Ihnen diese Geschichte erzähle? So oft – Sie glauben gar nicht, wie oft – höre ich Folgendes: »Ich bin total im Stress«, »Ich schaffe das Pensum nicht«, »Ich habe jetzt echt keine Zeit dafür«. GENAU zu DIESEM Zeitpunkt macht es Sinn, aufzustehen und eine Übung zu machen, so unsinnig sich das für viele anhören mag. Den meisten Menschen geht es in der Regel danach jedoch viel besser. Ich will Sie dazu ermutigen, genau das beim nächsten Mal in einer solchen Situation zu tun. Klar: Die Arbeit wird dadurch nicht weniger, aber Ihre Haltung, Ihre Einstellung dazu ändert sich.

Also: Geben Sie Ihrer Königin immer mal wieder »frei«, wenn sie zu laut läutet!

Und sehen Sie sich immer mal wieder in Ihrem Umfeld um, ob Sie die Königin im Gesicht eines Ihrer Mitmenschen entdecken. Wenn Sie dieser Person dann etwas Gutes tun wollen, dann nehmen Sie sie sinnbildlich bei der Hand, fragen Sie sie nach ihrem Befinden und machen Sie am besten an Ort und Stelle mit ihr eine gemeinsame Übung.

TIPPS UND TRICKS

Nehmen Sie sich auch und gerade in stressigen Situationen ein paar Minuten Zeit für eine Übung. Achten Sie dabei auf Ihren ganz natürlichen Atemrhythmus und versuchen Sie dann, eine Übung, die Ihnen jetzt guttut, umzusetzen. Welche Übung das ist, ist ganz individuell und abhängig vom Ziel, das Sie gerade erreichen möchten (Aktivierung oder Entspannung).

Übungen zur »Königin Amygdala«

(Ein)schwingen

Variante 1: Sie stehen ganz entspannt, Ihre Füße stehen hüftbreit auseinander, dabei gehen Sie leicht in die Knie. Die Schultern sind ebenfalls entspannt (kreisen Sie zur Lockerung der Schultern gerne ein paarmal kräftig vor- und rückwärts). Schwingen Sie nun die Arme gegengleich vor und zurück. Dabei machen Sie mit der Hand, die nach vorne schwingt, eine Faust, die nach hinten schwingende Hand ist geöffnet und die Finger sind gespreizt. Schwingen Sie immer weiter und erhöhen Sie dabei auch gerne die Geschwindigkeit.

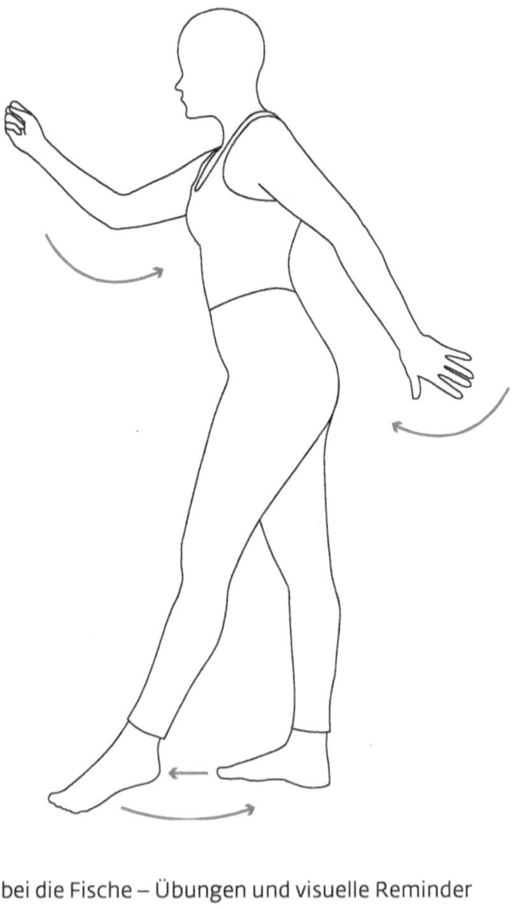

Variante 2: Wenn Variante 1 funktioniert, versuchen Sie die Übung einmal genau anders herum. Bei Variante 2 wechseln Sie die Hände, sodass die vordere Hand nun geöffnet, die hintere zu einer Faust geschlossen ist.

Steigerungen/Varianten: Als weitere Steigerung zu beiden Varianten: Ein Arm schwingt nach vorne. Gleichzeitig bewegen Sie das gegenüberliegende Bein leicht nach vorne und tippen mit dem Fuß auf. Dann schwingt der andere Arm nach vorne, dabei setzen Sie das andere Bein nach vorne und tippen mit diesem Fuß auf. Versuchen Sie, auch hier in einen Fluss zu kommen.

Weitere Steigerung: Sprechen Sie dazu laut den eigenen Namen oder Ihre Telefonnummer. Buchstabieren sie ein Wort Ihrer Wahl vorwärts und vielleicht sogar rückwärts.

Übung mit einem Antistressball (Variante 1)

Für diese Übung benötigen Sie einen Antistressball. Sie halten den Ball ganz entspannt in einer Hand. Die Oberarme sind nah am Oberkörper. Ihre Schultern sind locker, Sie atmen ganz ruhig weiter. Nun werfen Sie den Ball von rechts nach links und wieder zurück, immer hin und her. Dabei verfolgen Sie den Ball mit den Augen und versuchen die Halswirbelsäule möglichst ruhig zu halten.

Wichtiger Hinweis: Wenn Sie unter Migräne leiden, dann setzen Sie diese Übung in Ihrem individuellen Tempo um, so wie es für Sie möglich ist.

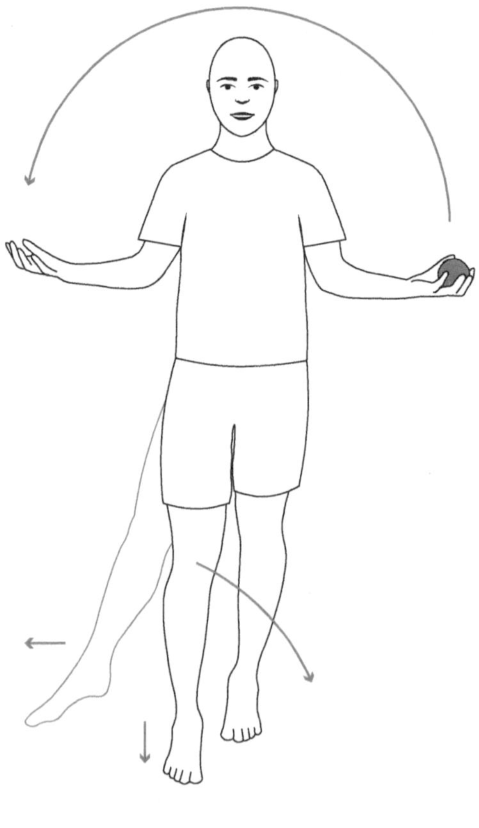

Steigerungen/Varianten: Machen Sie die Übung wie oben beschrieben und tippen Sie im Wechsel mit dem rechten und mit dem linken Fuß kurz auf den Boden auf: Rechter Fuß nach vorne, linker Fuß nach vorne, rechter Fuß zur Seite, linker Fuß zur Seite, rechter Fuß nach hinten, linker Fuß nach hinten usw.

Weitere Steigerung: Wenn das klappt, dann reden, singen, buchstabieren, zählen Sie dazu, z. B. die 2er-Reihe des kleinen Einmaleins.

Wenn Sie den Platz dazu haben, versuchen Sie ein paar Schritte vorwärts, rückwärts, seitwärts zu gehen. Oder Sie integrieren die Übung in Ihren Abendspaziergang oder den Weg zur Kaffeeküche.

TIPPS UND TRICKS

Sie haben keinen Antistressball zur Hand?

- Zerknüllen Sie stattdessen ein Blatt Papier oder nehmen Sie einen Apfel.
- Alternativ können Sie auch ein Paar Socken zu einem runden Knäuel falten oder einen kleinen Luftballon mit Sand füllen.

Finger- und Körperübung »Ich und Du«

Bei der folgenden Übung kann ich Sie nur ermutigen, dabei zu bleiben! Auch wenn diese etwas schwierigere Übung am Anfang oft zu Stirnrunzeln führt … bleiben Sie dran! (Es geht dabei übrigens nicht um Schnelligkeit, sondern darum, die Übung richtig auszuführen.)

Diese Übung machen Sie am besten im Stehen. Sie können dabei auch sitzen, dann sollten Sie aber auf ausreichend Platz achten (etwa eine Armlänge). Mit den Fingern der rechten Hand bilden Sie eine Faust, der Daumen bleibt dabei draußen. Mit der linken Hand bilden Sie ebenfalls eine Faust, dabei bleibt der Zeigefinger draußen und ist ausgestreckt.

Nun zeigen Sie mit dem Daumen der rechten Hand auf sich selbst (»Ich«). Mit dem Zeigefinger der linken Hand zeigen Sie auf ein imaginäres Gegenüber (»Du«). Nun wechseln Sie die Hände *und* die Finger! Also so, dass der Daumen der linken Hand auf Sie, der Zeigefinger der rechten Hand auf ein »Du« zeigt. Eine der größten Herausforderungen dabei ist es, keine (!) »Pistole« mit dem ausgestreckten Zeigefinger zu bilden, der Daumen bleibt immer angelegt. (Glauben Sie mir, diese Übung führt immer zu viel Erstaunen und gemeinsamem Lachen.)

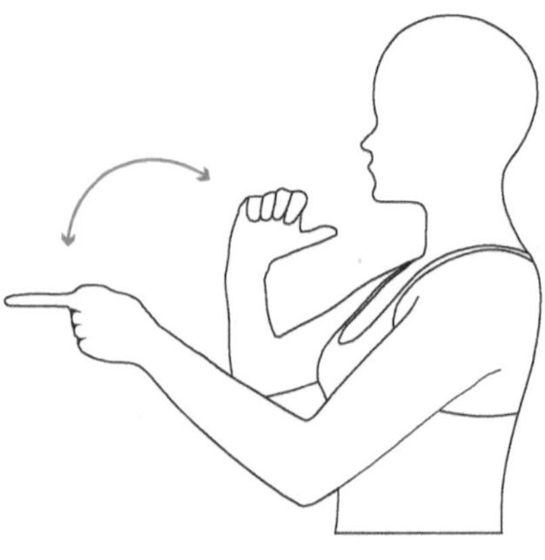

Steigerungen/Varianten: Versuchen Sie, Ihre Stimme zu integrieren, indem Sie auch hier zählen (z. B. von 1 bis 100, vor- und rückwärts), indem Sie Ihren eigenen Namen oder ein beliebiges Wort buchstabieren oder indem Sie Ihr Lieblingslied singen. Wenn das klappt, tippen Sie im Wechsel mit dem rechten und mit dem linken Fuß kurz auf den Boden auf: Rechter Fuß nach vorne, linker Fuß nach vorne, rechter Fuß zur Seite, linker Fuß zur Seite, rechter Fuß nach hinten, linker Fuß nach hinten usw.

TIPPS UND TRICKS

Ist Ihnen die Übung mit beiden Händen gleichzeitig am Anfang zu schwierig?
Starten Sie einfach mit einer Hand. Dabei zeigen Sie erst mit dem Daumen auf sich, dann mit dem Zeigefinger derselben Hand von sich weg und üben diesen Wechsel immer weiter. Wechseln Sie dann die Hand und üben mit dieser. Wenn das gut funktioniert, können Sie beide Hände nehmen und im ersten Schritt parallel arbeiten (mit den Daumen beider Hände auf sich selbst zeigen, mit den Zeigefingern auf das imaginäre Gegenüber).
Übung macht den Meister! Ihre Schaltzentrale freut sich und Ihre zwei Gehirnhälften kommunizieren bei der Übung fleißig miteinander.

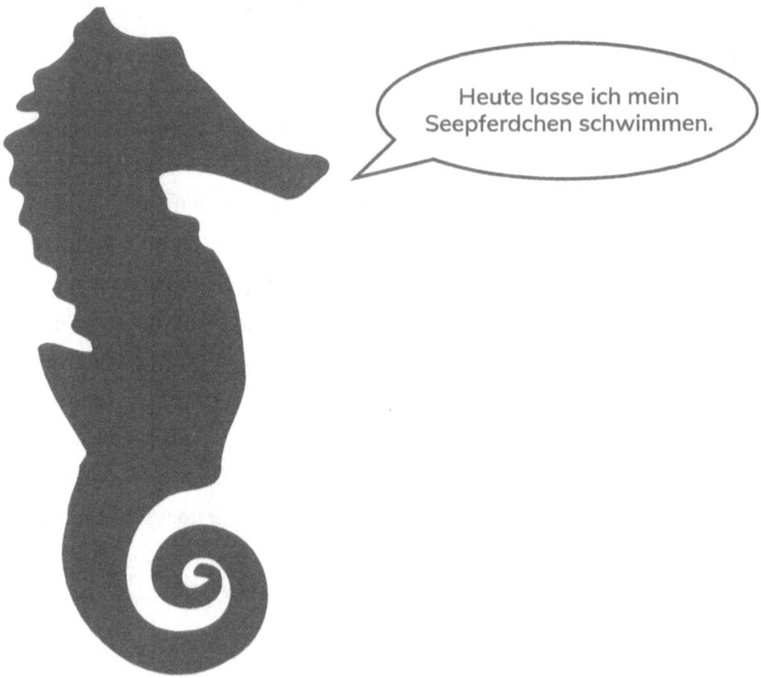
Heute lasse ich mein Seepferdchen schwimmen.

6.4 Heute lasse ich mein Seepferdchen schwimmen

Immer wieder erreichen mich wunderbare Geschichten, die mich in meinem Tun bestätigen und noch stärker antreiben.

Vor kurzem erzählte mir beispielsweise eine Mutter, dass ihr Sohn bei den Hausaufgaben auf einmal aufgestanden und im Kreis um den Tisch herum gegangen ist. Dabei machte er Überkreuzbewegungen (siehe Übung »Einfache Überkreuzbewegung« in Kapitel 6.5) und meinte zur Erklärung: »Mama, ich kann mich gerade nicht mehr konzentrieren, ich muss mal kurz mein Seepferdchen schwimmen lassen.« Danach sei es mit den Hausaufgaben tatsächlich wieder besser gegangen.

Eine andere Mutter berichtete, ihre Kinder auf dem Trampolin im Garten hüpfen gelassen zu haben, während sie gemeinsam das kleine Einmaleins vorwärts und rückwärts gesprochen hätten, um es einzuüben. »Es hat unheimlich viel Spaß gemacht, wir haben ganz viel zusammen gelacht und meine Kinder konnten sich die Aufgaben viel besser und schneller merken.«

Das Seepferdchen ist Ihnen sicherlich schon ein ganz guter Begleiter geworden, seit Sie dieses Buch zum ersten Mal aufgeschlagen haben – das hoffe ich zumindest!

Es, d.h. der Hippocampus, ist ein Geschenk unseres Gehirns an uns Menschen. Denn der Hippocampus produziert jeden Tag neue Nervenzellen, die es uns ermöglichen, Dinge zu gestalten, zu lernen und unser Leben so zu führen, wie wir es wollen. Einfach wunderbar, finde ich!

Übungen zum »Seepferdchen«

Klatschspiel

Schnappen Sie sich eine Kollegin oder einen Kollegen, Ihren Ehepartner oder Ihr Kind (Hinweis: Die Steigerungsvariante ist auch alleine durchführbar). Setzen oder stellen Sie sich einander gegenüber und schauen Sie sich dabei in die Augen. Dann zählen Sie im Wechsel auf 3:

- Sie sagen 1 – Ihr Gegenüber sagt 2
- Sie sagen 3 – Ihr Gegenüber sagt 1
- Sie sagen 2 – Ihr Gegenüber sagt 3
- usw.

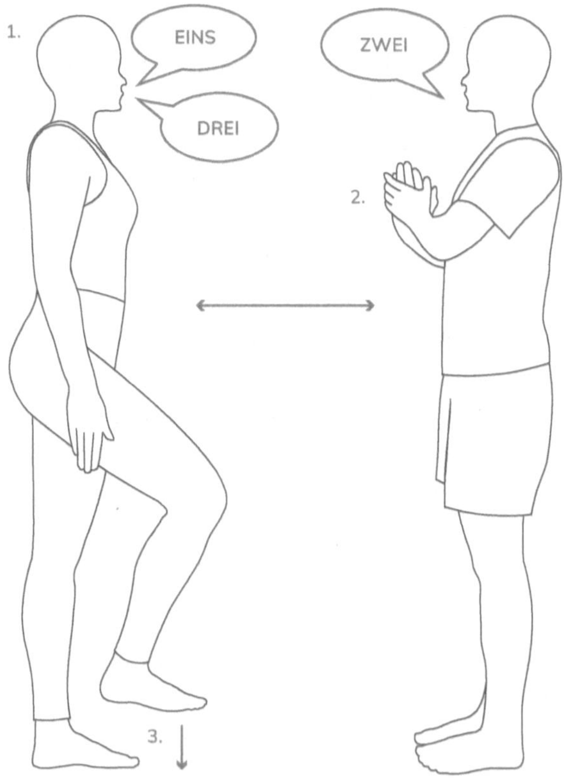

Steigerungen/Varianten: Die 2 wird nicht laut gesprochen, sondern jeweils geklatscht. Versuchen Sie das so lange, bis es gut klappt und Sie in einen gleichmäßigen Fluss kommen. Dann wird auch die nicht mehr gesprochen, sondern mit dem Fuß gestampft. Ziel ist es, die 1 zu sprechen, die 2 zu klatschen, die 3 zu stampfen und das Ganze im Wechsel mit dem Partner.

Sollten Sie die Übung alleine durchführen, funktioniert es ähnlich: Sprechen Sie die 1, klatschen Sie die 2, stampfen Sie die 3 mit dem rechten Fuß. Bei der nächsten Runde stampfen Sie bei 3 mit dem linken Fuß (die 1 wird weiterhin gesprochen und die 2 geklatscht).

Bodypercussion

Sagen Sie folgenden Spruch rhythmisch auf:

Con-cen-tra-tion, concen-tration – now – begins!

Bei jeder Silbe wird geklatscht bzw. geschnippt: Klatschen Sie bei der ersten Silbe in die Hände, bei der zweiten klatschen Sie mit den Händen auf Ihre Oberschenkel. Bei der dritten Silbe schnippen Sie mit den Fingern der rechten Hand, bei der vierten schnippen Sie mit den Fingern der linken Hand. In dieser Reihenfolge wiederholen Sie die Übung mit der zweiten Hälfte des Spruchs. (Es macht nichts, wenn Sie nicht mit den Fingern schnippen können, deuten Sie es dann einfach nur an.) Sagen Sie den Spruch insgesamt zweimal auf. Dann starten Sie mit der Steigerung.

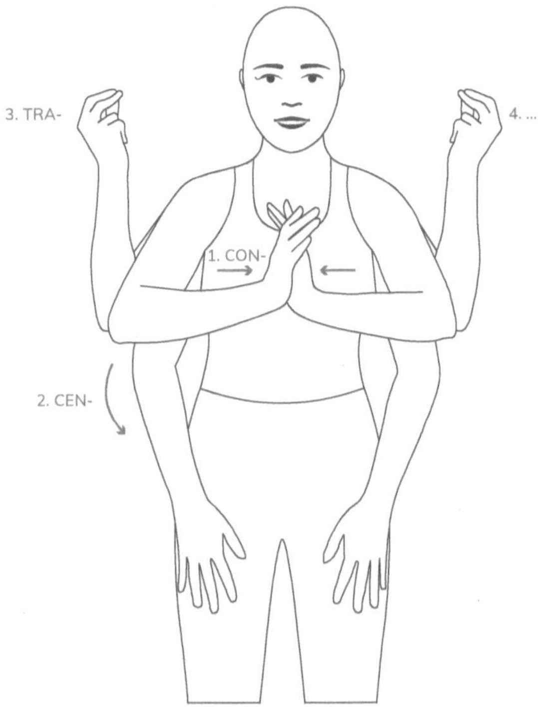

Steigerungen/Varianten: Schnippen und klatschen Sie den Takt, so wie oben beschrieben, noch einmal. Dabei sagen Sie aber nicht mehr den Spruch auf, sondern die 2er-Reihe des kleinen Einmaleins. Aber Achtung: Sie sprechen bzw. zählen immer nur dann, wenn geschnippt wird, nicht wenn geklatscht wird! Nun versuchen Sie es mit der 3er-Reihe. Wenn das klappt, buchstabieren Sie beim Schnippen Ihren Namen oder ein beliebiges anderes Wort.

Als weitere Steigerung können Sie gerne versuchen, die Füße im Wechsel vorne zu überkreuzen, d. h. Sie überkreuzen den rechten vor dem linken und dann den linken vor dem rechten Fuß.

Ganz viel Spaß macht die Übung auch, wenn sie gemeinsam mit Kollegen, Kindern oder Ihrem Partner oder Partnerin umgesetzt wird. Geklatscht und geschnippt wird synchron, gesprochen wird aber im Wechsel, und zwar nur wenn geschnippt wird. Sie beginnen also, indem Sie (zusammen!) die ersten beiden Silben klatschen, ohne dabei zu sprechen. Bei der dritten und vierten Silbe schnippen Sie (zusammen!), aber nur einer der Partner beginnt mit dem Zählen: also »2« beim ersten Schnippen, »4« beim zweiten Schnippen. Nun wird wieder zweimal geklatscht – erst in die Hände, dann auf die Oberschenkel – und beim nächsten Schnippen ist der andere Partner an der Reihe: »6« – »8«. Setzen Sie das solange fort, bis Sie beide im Flow sind und versuchen Sie es dann mit einer beliebigen anderen Reihe oder buchstabieren Sie (z. B. Ihren Namen).

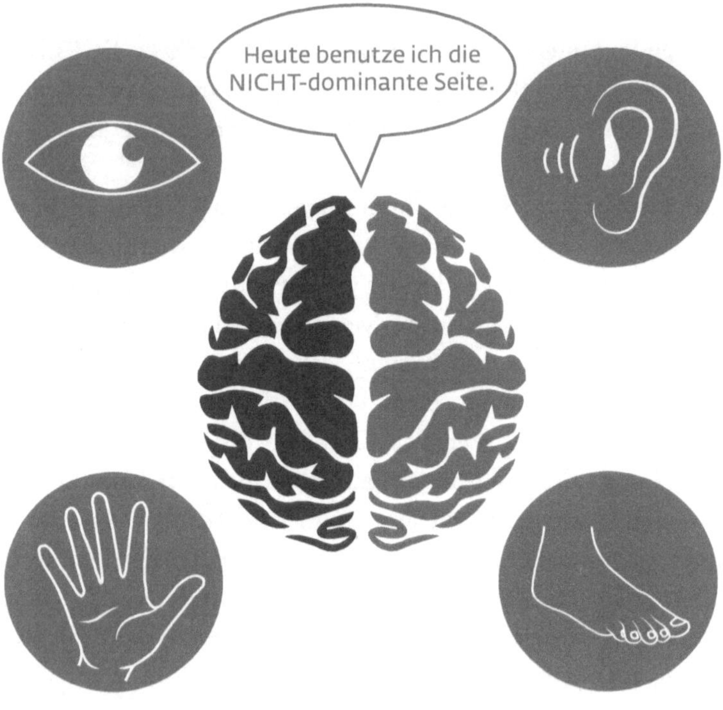
Heute benutze ich die
NICHT-dominante Seite.

6.5 Heute benutze ich meine NICHT-dominante Seite

Ein guter Freund von mir und leidenschaftlicher Hobbyfußballer kickte vor vielen Jahren fast täglich mit seinem damals 6-jährigen Sohn im Hof. Von Anfang an spielte er dem Jungen (bewusst oder unbewusst) den Ball immer auf seinen vermeintlich schwachen linken Fuß.

So kam es, dass der junge Mann Jahre später in seinem Fußballverein flexibel, d. h. sowohl als linker als auch als rechter Außenverteidiger eingesetzt werden konnte. Mit 17 Jahren wurde er zu einem Probetraining bei einem Bundesligisten eingeladen. Der Verein beobachtete ihn hierbei, konnte aber selbst nach einer Videoanalyse nicht erkennen, ob er links- oder rechtsfüßig ist. Er war und ist beidseitig sehr stark. Bis heute steht er bei diesem Verein unter Vertrag.

Auch wenn es wahrscheinlich nicht Ihr Ziel ist, in der Bundesliga zu spielen, macht es Sinn, den nicht-dominanten Fuß bzw. die nicht-dominante Seite zu fördern. Dabei helfen Ihnen die folgenden Übungen, die Sie spielerisch und ohne viel Zeitaufwand in Ihren Alltag integrieren können. So schaffen Sie einen körperlichen Ausgleich und generieren innere Balance und Stärke. Probieren Sie es aus!

Dominanzen im Test

Damit Sie Ihre persönlichen Dominanzen noch besser visualisieren können, gibt es auf der folgenden Seite die Möglichkeit, Ihr ganz persönliches Dominanzprofil zu erstellen. Testen Sie sich in aller Ruhe durch und kreuzen Sie im Bild an, wo Ihre dominanten (stärkeren) Seiten sind. Versuchen Sie dann in den nächsten Wochen, die jeweils andere, nicht-dominante Seite öfter zu benutzen. Testen Sie gerne auch die Dominanzen in Ihrer Familie, bei Kolleginnen und Kollegen oder die Ihrer Kinder. Dabei treten immer wieder überraschende Erkenntnisse zutage. Beobachten Sie sich einfach mal gegenseitig, z. B. wo Sie oder Ihre Kinder sitzen (im Klassenzimmer links am Fenster, an einer bestimmten Seite des Esstisches, z. B. immer links vom Partner, oder bei Besprechungen am Konferenztisch).

Wo liegen Ihre Stärken?

Mithilfe dieser Vorlage können Sie Ihr ganz persönliches Dominanzprofil erstellen. Kreuzen Sie im Bild an: Welche Hand ist Ihre starke Hand? Welcher Fuß ist dominant? Und wie sieht es mit Ihren Augen und Ohren aus?
Nutzen Sie dann die Vorlage, um gezielt Ihre nicht-dominanten Seiten zu trainieren! (Übrigens gibt es die Vorlage auch im Download unter www.klett-cotta.de)

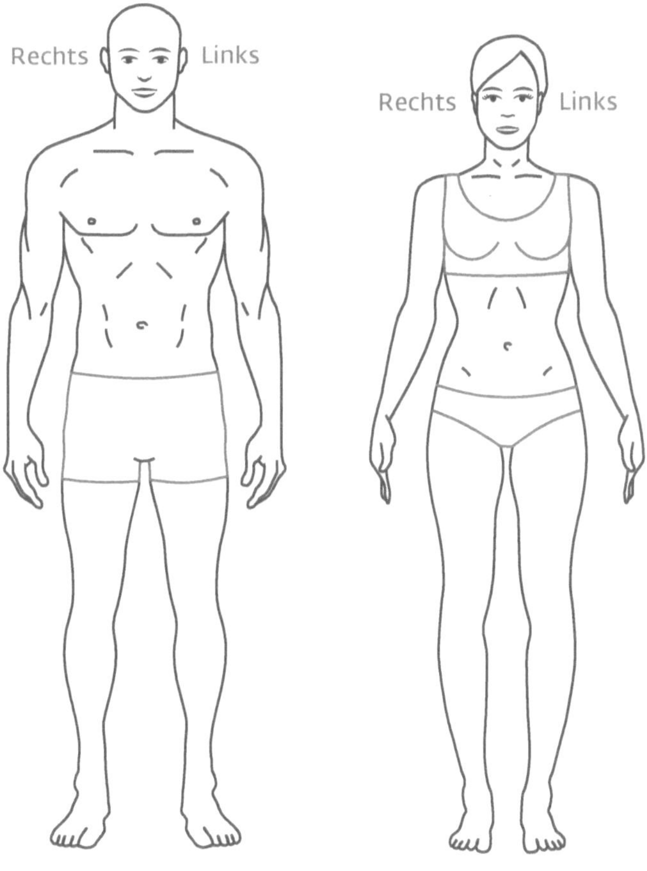

Trainingstipps für die NICHT-dominanten Seiten

Hier finden Sie ein paar Übungen, mit denen Sie Ihre nicht-dominanten Seiten trainieren können und die Sie ganz einfach in Ihren Alltag integrieren können.
Probieren Sie Folgendes immer wieder mit der »anderen« Hand aus:

- Zähneputzen
- Eine Flasche auf- und zudrehen
- Mit der Maus arbeiten
- Eine Tasse Kaffee oder Tee trinken
- Den Büro- oder Haustürschlüssel ins Schlüsselloch stecken
- In eine Bluse oder ein Hemd schlüpfen
- LINK MOVES®-Übungen mit einem Antistressball machen

Probieren Sie Folgendes immer wieder mit dem »anderen« Fuß aus:

- In die Hose steigen oder in den Rock schlüpfen
- Die erste Treppenstufe immer mit dem »anderen« Fuß betreten
- Morgens an der Bettkante mit dem »anderen« Fuß in den Tag starten
- Bei LINK MOVES®-Übungen auf dem »schwachen« Bein stehen

Probieren Sie Folgendes immer wieder mit dem »anderen« Ohr aus:

- Telefonieren
- An einer geschlossenen Tür auf Geräusche lauschen
- Mit nur einem Kopfhörer Musik hören

Decken Sie Ihr dominantes Auge ab, z. B. mit einer Augenklappe, und probieren Sie Folgendes immer wieder mit dem »anderen« Auge aus:

- Eine E-Mail schreiben
- Eine Seite in einem Buch oder einen Fachartikel lesen
- Eine Einkaufsliste schreiben
- Eine Übung aus diesem Buch machen
- Ein Hemd bügeln

TIPPS UND TRICKS

Keine Augenklappe zur Hand?

- Basteln Sie sich eine mithilfe der Vorlage auf der nächsten Seite oder im Download. Alles, was Sie hierfür benötigen, ist eine Schere, ein Stück Gummiband und ein Stück Karton oder Stoff.
- Alternativ können Sie auch eine Augenklappe in der Apotheke Ihres Vertrauens kaufen.
- Oder Sie wühlen einfach mal in der Faschingskiste …

Und noch ein **wichtiger Hinweis** zur Augenklappe: Stimmen Sie nach jeder Übung mit der Augenklappe die Augen wieder aufeinander ein. Das geht wie folgt:

Halten Sie einen Daumen vor Ihr Gesicht, der Arm ist dabei gerade nach vorne ausgestreckt. Zeichnen Sie nun mit dem Daumen eine liegende oder stehende Acht und folgen Sie dabei den Bewegungen Ihres Daumens mit beiden (!) Augen, ohne den Kopf mitzubewegen. Zeichnen Sie diese Acht achtmal. Achten Sie darauf, dass Ihr Arm ausgestreckt und die Halswirbelsäule gerade bleibt, und vergessen Sie nicht, Ihrem Daumen (nur) mit den Augen zu folgen!

Vorlage Augenklappe

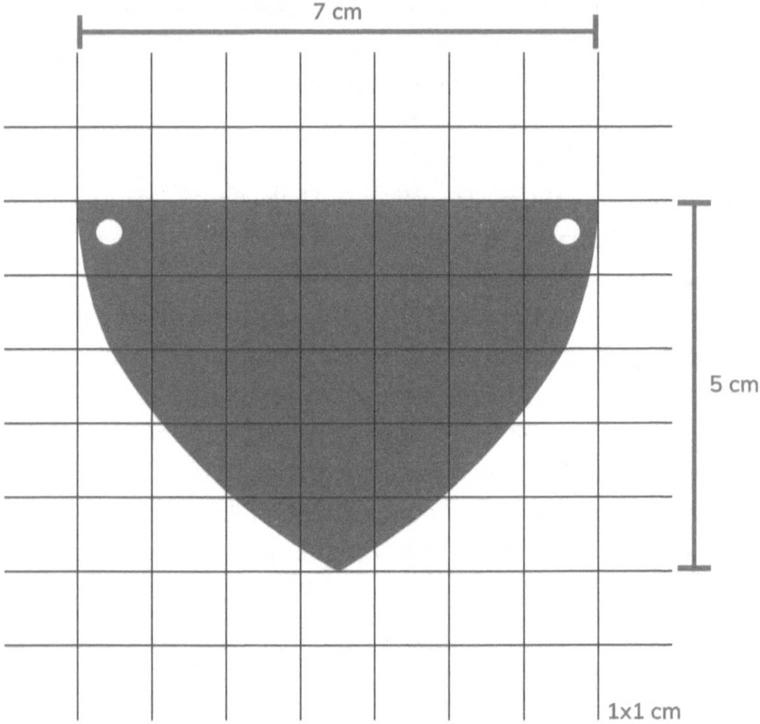

Übungen zu den »Dominanzen«

Einfache Überkreuzbewegung

Stellen Sie sich aufrecht hin. Heben Sie Ihren linken Oberschenkel leicht an und legen Sie Ihre rechte Hand auf Ihr Knie. Setzen Sie nun das linke Bein wieder ab. Dann heben Sie Ihren rechten Unterschenkel leicht an und legen Ihre linke Hand auf das rechte Knie. Das wiederholen Sie im Wechsel, solange bis Sie in einem schönen Fluss sind. Vergessen Sie das Atmen nicht!

(Sie können diese Übung auch im Sitzen machen. Setzen Sie sich hierzu möglichst nah an die Außenkante Ihres Stuhls und heben Sie, wenn es Ihnen möglich ist, auch im Sitzen den Oberschenkel jeweils leicht an. Legen Sie nun, wie zuvor beschrieben, abwech-

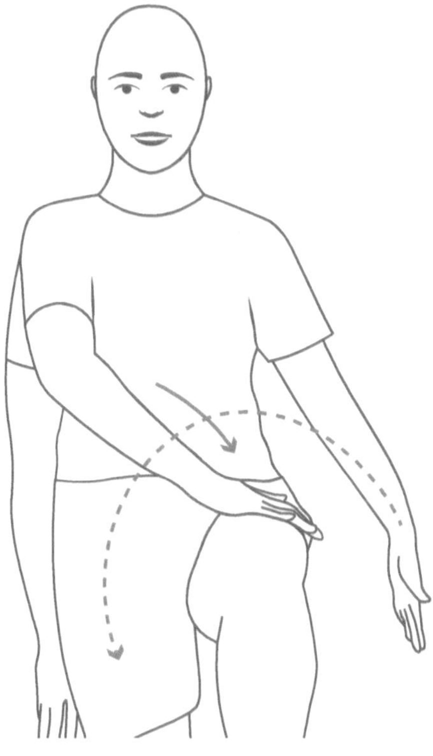

selnd Ihre rechte Hand auf das linke Knie, dann Ihre linke Hand auf das rechte Knie.)

Wenn das klappt, versuchen Sie auch Fuß und Ferse zu integrieren. Beginnen Sie wie im ersten Abschnitt beschrieben, indem Sie Ihre Hände zuerst zu Ihren Knien führen. Als nächstes führen Sie Ihre rechte Hand zum linken Fuß, dann die linke Hand zum rechten Fuß. Dabei heben Sie auch weiterhin abwechselnd den linken, dann den rechten Oberschenkel an. Gleichzeitig kippen Sie Ihren Oberkörper so weit nach vorne, bis Sie mit Ihren Händen den jeweiligen Fuß erreichen. Danach fassen Sie mit Ihrer rechten Hand an die linke Ferse, dann mit der linken Hand an die rechte Ferse. Aber aufgepasst: Hierbei heben Sie das Bein nicht nach vorne, sondern nach hinten an, sodass Ihre Ferse in Richtung Po zeigt, und führen Ihren Arm dann jeweils hinter dem Rücken zur Ferse. Versuchen Sie das nun im fließenden Wechsel: Knie – Fuß – Ferse. Als kleine Hilfestellung können Sie sich diese Übung ein wenig wie einen Schuhplattler vorstellen ☺

Steigerungen/Varianten: Erhöhen Sie allmählich das Tempo und zählen oder buchstabieren Sie dazu laut. Als weitere Steigerung können Sie versuchen, zwischen jeder einzelnen Handbewegung zu klatschen.

Übung mit einem Antistressball (Variante 2)

Die Variante 1 der Übung mit einem Antistressball haben Sie ja bereits kennengelernt. Auch für diese Übung benötigen Sie einen Antistressball. Falls Sie keinen zur Hand haben, habe ich für Sie ein paar Tipps zusammengestellt, die Sie in Kapitel 6.3 finden.

Halten Sie den Ball ganz entspannt in einer Hand, Ihre Oberarme sind nah am Oberkörper und Ihre Schultern sind locker (vergessen Sie nicht die Atmung!). Beginnen Sie am besten mit Ihrer dominanten Hand, auch wenn Sie vielleicht schon ein geübter Werfer sind. Werfen Sie den Ball hoch und fangen Sie ihn mit derselben Hand wieder auf. Beobachten Sie den Ball dabei mit Ihren Augen und versuchen Sie, in Ihren individuellen Flow zu kommen.

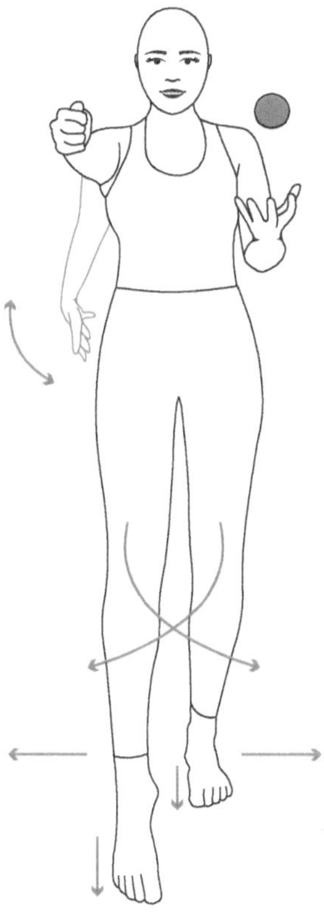

Wenn das klappt, versuchen Sie es auch einmal mit der nichtdominanten Hand. Wenn auch hier der Flow eintritt, können Sie sich an den Steigerungen probieren.

Wichtiger Hinweis: Wenn Sie Migräniker sind oder zu Migräne neigen, dann setzen Sie diese Übung in Ihrem individuellen Tempo um, so wie es für Sie möglich ist.

Steigerungen/Varianten: Den Ball werfen Sie immer noch mit nur einer Hand, der Gegenarm hat also im Moment »nichts« zu tun. Schwingen Sie diesen jetzt vor und zurück, dabei machen Sie vorne eine Faust und hinten eine gespreizte Hand. Trainieren Sie immer wieder auch die andere Seite. Wenn das klappt, kann auch hier wieder die Stimme integriert werden, indem Sie dazu singen, buchstabieren oder zählen. Als weitere Steigerung können Sie Ihre Füße dazu vorwärts, rückwärts, seitwärts und überkreuz auftippen lassen.

QUER-gedacht und -getan!

Sie fahren gerne Fahrrad?	→ Steigen Sie beim nächsten Mal von der anderen Seite auf und ab.
Sie reiten gerne?	→ Steigen Sie von der anderen Seite auf das Pferd und wieder ab.
Sie spielen gerne Schach?	→ Machen Sie den nächsten Zug mit der anderen Hand.
Sie fahren Ski?	→ Steigen Sie zuerst in den »anderen« Ski hinein, wenn Sie aus der Gondel aussteigen (bitte nur, wenn Sie ein geübter Skifahrer sind!).
Sie liegen immer auf einer bestimmten Bettseite?	→ Legen Sie sich mal auf die andere Seite.
Sie schlagen die Beine im Sitzen gerne übereinander?	→ Nehmen Sie beim nächsten Mal das andere Bein nach oben.
Beim Spaziergang zu zweit gehen Sie immer auf einer bestimmten Seite?	→ Gehen Sie beim nächsten Mal auf der anderen Seite.
Beim Begrüßungskuss küssen Sie Ihr Gegenüber immer auf eine bestimmte Wange zuerst?	→ Küssen Sie heute mal die andere Wange.
Sie trinken am Abend gerne ein Glas Rotwein?	→ Halten Sie das Glas immer mal wieder in der anderen Hand

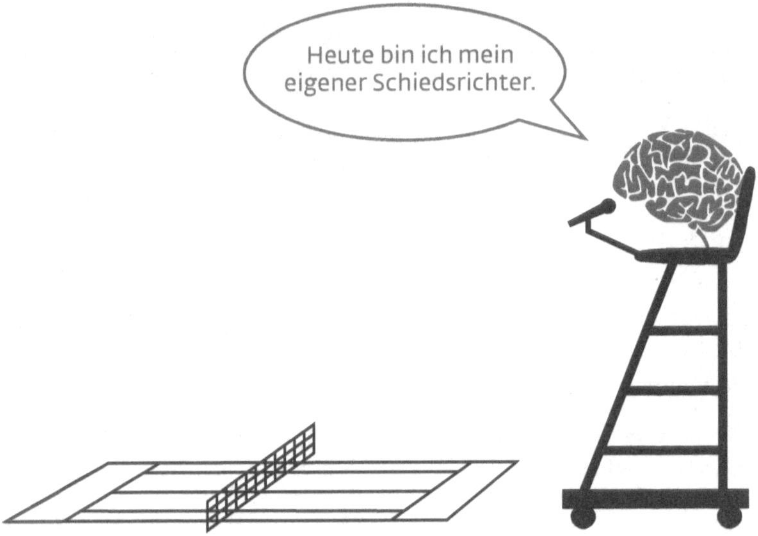
Heute bin ich mein eigener Schiedsrichter.

6.6 Heute bin ich mein eigener Schiedsrichter

Vor einigen Jahren war ich zum Weißenhofturnier in Stuttgart eingeladen, ein bedeutendes überregionales Tennisturnier. Ich selbst spiele kein Tennis, fand den Nachmittag und die Atmosphäre jedoch sehr schön. Ein Bild, das ich seit diesem Tag nicht mehr aus meinem Kopf bekomme und das auch der Anlass dafür war, diesen visuellen Reminder mit aufzunehmen, war der Schiedsrichter.

Natürlich wusste auch ich als Laie, dass der Schiedsrichter beim Tennis erhöht sitzt. An diesem Tag wurde mir aber, während ich das Geschehen beobachtete, noch einmal sehr klar vor Augen geführt, welchen Vorteil dieser erhöhte Sitz bietet. Dieses Bild und die Erkenntnis daraus möchte ich gerne mit Ihnen teilen.

Perspektivwechsel

Stehen Sie gerade (oder standen kürzlich) vor einer schwierigen Situation? Dann gehen Sie einmal gedanklich aus dieser schwierigen Situation heraus und versuchen Sie, diese aus der Vogelperspektive zu betrachten. Von oben gesehen gibt es immer mehr Lösungswege als von unten, wo Sie nur sehen, was Sie direkt vor Augen haben.

Der Schiedsrichter steht für Ihre ganz eigene und individuelle Alphaebene im Gehirn, von der aus Sie eine Situation im Ganzen überblicken können. Wenn Sie es schaffen, immer wieder in diesen gesunden Zustand zu kommen, dann wird Ihr Gehirn Ihnen die richtigen Lösungen für anstehende Herausforderungen liefern! Ein paar Übungen, mit denen Sie es schaffen können, Ihr Gehirn auf diese andere Ebene zu transportieren, stelle ich Ihnen gleich vor.

Ein Großteil dieses Buches ist nicht an meinem Arbeitsplatz entstanden. Dort gelingt es mir leider aufgrund zu vieler anderer Reize und dauerhafter Ablenkung nicht, meine Gedanken zu Papier zu bringen. Was Sie hier lesen, habe ich im wahrsten Sinne des Wortes auf der Ebene des »Schiedsrichters« geschrieben, nämlich auf dem Balkon eines Ferienhauses mit Blick auf die Nordsee. Wenn mein Sehnsuchtsort Nordsee zu weit weg ist (was, da ich in Stuttgart wohne, leider immer der Fall ist), schnappe ich meine Sachen und setze mich in ein Café, in den Park oder unter meinen Zwetschgenbaum. So bekomme ich eine andere Perspektive, wörtlich und im übertragenen Sinne. Probieren Sie es selbst einmal aus!

Behalten Sie das Bild des Schiedsrichters im Kopf! Ich persönlich finde es extrem hilfreich. Viel Spaß damit!

Übungen zum »Schiedsrichter«

Doppelte Überkreuzbewegung

Bevor Sie mit der doppelten Überkreuzbewegung beginnen, ist es sehr hilfreich, mit der einfachen Überkreuzbewegung (Kapitel 6.5) zu starten. Kommen Sie in Ihren individuellen Fluss, indem Sie die rechte Hand zum linken Knie und die linke Hand zum rechten Knie führen. Sicherlich haben Sie schon festgestellt, dass dabei eine Hand immer »frei« ist, also ohne Aufgabe.

Vielleicht ahnen Sie es schon?! Richtig, bei der doppelten Überkreuzbewegung werden die Hände nicht nacheinander (wie bei der einfachen Überkreuzbewegung), sondern gleichzeitig bewegt. Das heißt: Eine Hand liegt auf dem gegenüberliegenden Knie bzw. Oberschenkel, gleichzeitig tippen Sie mit der anderen, freien Hand an Ihre gegenüberliegende Schulter. Setzen Sie sich dabei bitte selbst nicht unter Druck, wenn Sie es nicht gleich hinbekommen! Wenn das gleichzeitige Wechseln zwischen Knie und Schulter klappt, kommen noch Ohr, Kopf und Nase dazu (die ist in der Mitte Ihres Gesichts ☺).

Im Klartext heißt das:

- Rechte Hand auf linkes Knie + linke Hand auf rechte Schulter
- Linke Hand auf rechtes Knie + rechte Hand auf linke Schulter
- Rechte Hand auf linkes Knie + linke Hand an rechtes Ohr
- Linke Hand auf rechtes Knie + rechte Hand an linkes Ohr
- Rechte Hand auf Kopf + linke Hand an Nase
- Linke Hand auf Kopf + rechte Hand an Nase

Diesen Wechsel üben Sie so lange, bis Sie in einem Fluss sind.

Bei vielen Menschen bedarf diese Übung etwas Übung … Freuen Sie sich, Ihr Gehirn kommt danach in die Alphaebene und Sie können (wieder) Ihr eigener Schiedsrichter sein.

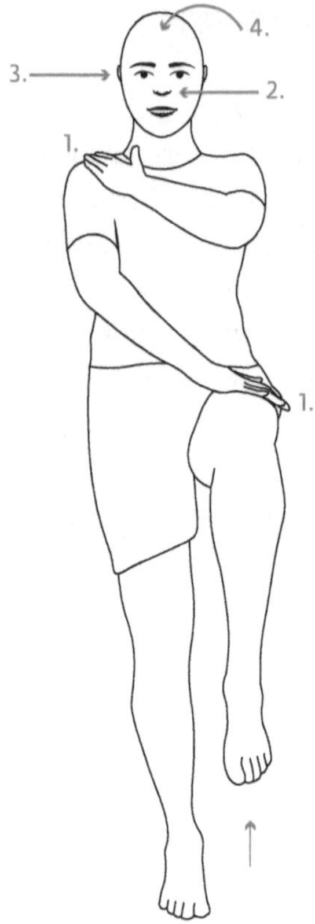

Steigerungen/Varianten: Erhöhen Sie das Tempo. Sprechen Sie dabei laut, indem Sie dabei zählen oder buchstabieren. Als weitere Steigerung können Sie zwischen jeder einzelnen Überkreuzbewegung klatschen.

Fingerübung »Kreis und Acht«

Sie zeichnen mit dem Zeigefinger der rechten Hand vor Ihrem Oberkörper einen Kreis in die Luft. Sollte Ihr Arm dabei schwer werden, zeichnen Sie den Kreis einfach in Richtung Boden. So wie es sich für Sie angenehm anfühlt.

Ihre rechte Hand hat jetzt einen Moment Pause und Ihre linke Hand zeichnet eine liegende oder stehende Acht in die Luft. Zunächst zeichnet jede Hand einzeln, dann beide Hände parallel. Auch hier wechseln Sie immer wieder die Hände, so dass mal die eine Hand, mal die andere den Kreis zeichnet. Wiederholen Sie das gerne jeweils mit beiden Händen eine ganze Zeitlang, so lange wie es Ihnen möglich ist.

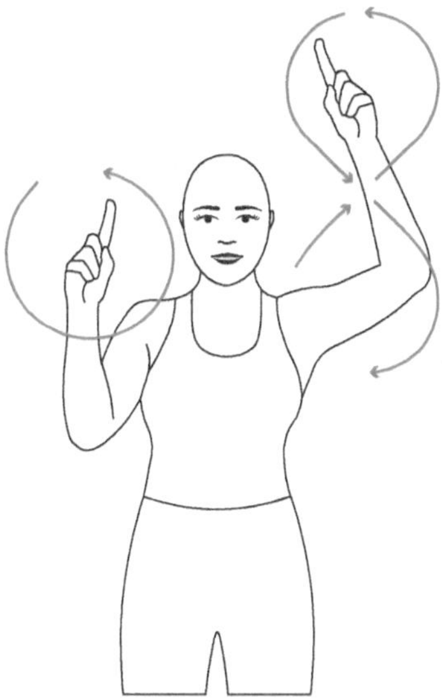

Steigerungen/Varianten: Und auch hier dürfen Sie es sich gerne zutrauen, dabei zu reden, zu buchstabieren oder zu zählen. Eine Teilnehmerin aus meinen Seminaren hat dazu immer vor sich »hingesummt«, das war schon fast meditativ. Vielleicht probieren Sie es auch einmal aus.

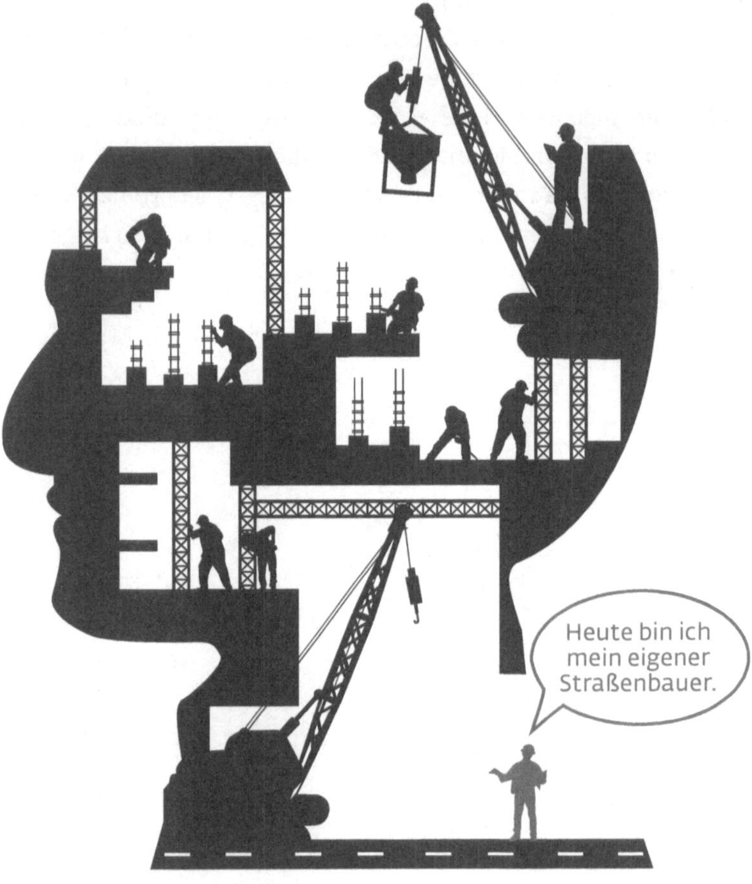
Heute bin ich
mein eigener
Straßenbauer.

6.7 Heute bin ich mein eigener Straßenbauer

Eine LINK MOVES®-Trainerin, die sehr viel mit älteren Menschen arbeitet, erzählte mir eine sehr nette Geschichte, die ich Ihnen nicht vorenthalten möchte.

Die Gruppe, die diese Trainerin unterrichtete, traf sich einmal in der Woche zu einem einstündigen Kurs. Darunter war eine bereits über 70-jährige, sehr reisefreudige Dame. Sie hatte bei sich selbst in den letzten Jahren große Veränderungen festgestellt, die sie in dieser Form nicht kannte und die ihr auch nicht gefielen. Früher sei sie viel auf Reisen gewesen. Leider hatte sie dies vor einigen Jahren auf Eis gelegt, da sie mit dem Trubel auf den Flughäfen der Großstädte regelrecht überfordert gewesen sei. Darum entschied sie, etwas für ihre geistige Fitness zu tun.

Unabhängig davon, dass sich im Alter natürlich einiges ändert, ist es in jedem Alter möglich, noch an der eigenen Datenautobahn zu arbeiten. So war es auch bei dieser Dame, die schon nach kurzer Zeit einen Unterschied bei sich selbst feststellte. Sie war nach den Kursstunden viel wacher, konzentrierter und vor allem fokussierter (was beim Besuch eines überfüllten Flughafens zwingend erforderlich ist!). Ein paar Monate später wagte sie es tatsächlich und buchte eine Urlaubsreise mit Flugzeug. Sie kam bestens zurecht und konnte die nötige Ruhe bewahren.

Was hat das mit dem Straßenbauer zu tun? Die Idee zu diesem visuellen Reminder verdanke ich einer Ausbildungsleiterin von mir. Auf einem Bild war ein Trampelpfad und auf dem anderen eine sehr breite Autobahn zu sehen. Seit wir um die Neurogenese (der Bildung neuer Nervenzellen) wissen, wissen wir auch, dass es für gesunde Menschen egal welchen Alters immer möglich ist, als sein eigener Straßenbauer für eine breite und gut vernetzte Datenautobahn zu sorgen.

So stehen wir, sinnbildlich gesprochen, weniger im Stau. Eine tolle Vorstellung, wie ich finde!

Übungen zum »Straßenbauer«

Fingerübung »Quadrat und Dreieck«

Ähnlich wie bei der Übung »Kreis und Acht« in Kapitel 6.6 zeichnen Sie bei dieser Übung mit der rechten Hand ein Quadrat vor Ihrem Oberkörper in die Luft (oder auch gerne in Richtung Boden, wenn es für den Arm zu anstrengend werden sollte). Nach ein paar Wiederholungen bekommt Ihre rechte Hand eine kurze Pause und die linke Hand zeichnet ein Dreieck in die Luft.

Jede Hand zeichnet zunächst einzeln, dann zeichnen beide Hände gleichzeitig ein Dreieck und ein Quadrat. Gerne können Sie dabei die Augen schließen.

Ich weiß, die Übung ist etwas schwieriger als die Übung »Kreis und Acht« und bedarf etwas mehr Geduld. Sie schaffen das!

Vergessen Sie auch hier nicht, immer wieder die Hände zu wechseln.

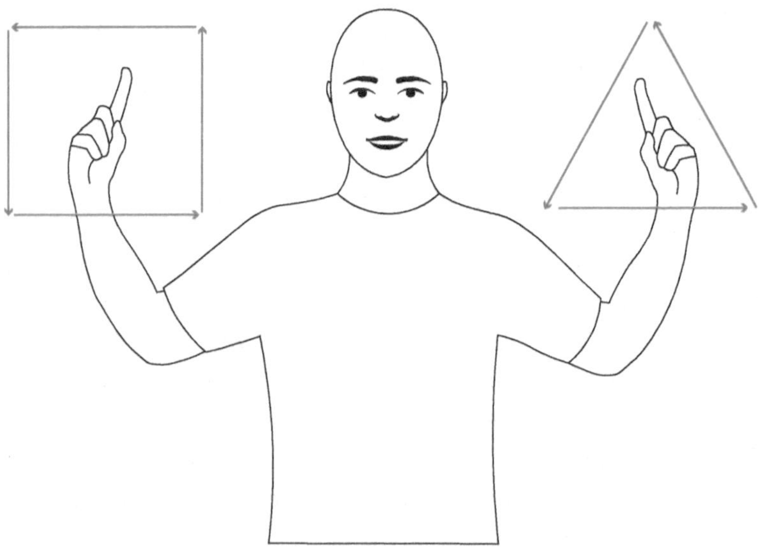

Hand-Fuß-Koordination

Bei dieser Übung arbeiten Sie mit der nachfolgenden Abbildung. Wichtig ist dabei, dass Sie die Hände, Füße und Buchstaben auf der Abbildung gut erkennen können und Ihre Hände frei haben. (Ist Ihnen die Abbildung zu klein? Kein Problem, Sie finden sie auch im Downloadbereich dieses Buches auf www.klett-cotta.de.)

Stellen Sie sich nun möglichst vor dem Bild auf und sprechen Sie das ABC laut vor sich hin. Bei jedem Buchstaben heben Sie nun entweder die abgebildete Hand (links oder rechts) oder tippen mit dem abgebildeten Fuß (links oder rechts) vor sich auf den Boden.

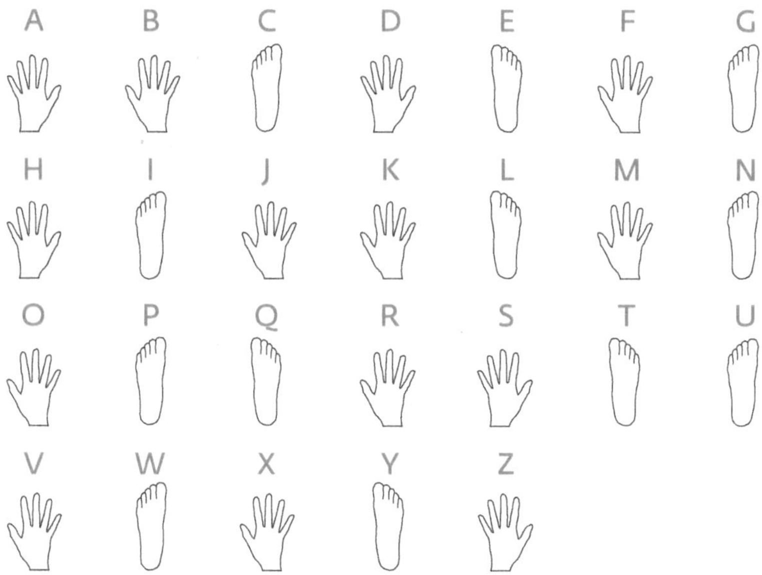

Steigerungen/Varianten: Wenn das klappt, sprechen Sie das ABC rückwärts, d. h. Sie beginnen unten rechts beim Buchstaben Z. Als weitere Steigerung können Sie die Buchstaben aufsagen, die jeweils senkrecht (waagerecht) in einer Linie stehen, oder Sie buchstabieren Ihren Namen mithilfe der Abbildung.

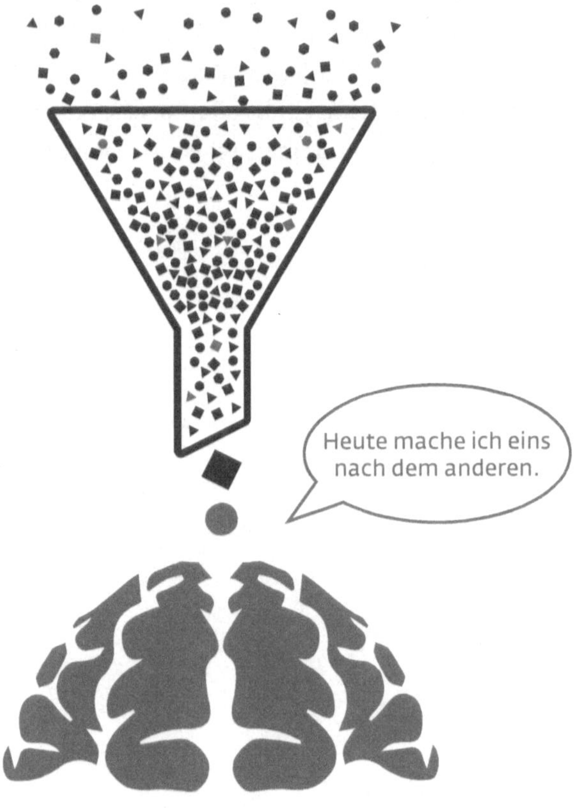
Heute mache ich eins nach dem anderen.

6.8 Heute mache ich eins nach dem anderen

Das Thema »Ablenkung« ist meistens Bestandteil meiner Seminare. Ich fordere dann die Teilnehmer und Teilnehmerinnen dazu auf, sich zu überlegen und zu notieren, wann und wo sie sich das letzte Mal haben ablenken lassen. Es ist immer wieder spannend zu beobachten, wenn sich die Teilnehmer und Teilnehmerinnen selbst reflektieren. Dazu möchte ich Ihnen sehr gerne die Geschichte einer Teilnehmerin erzählen, die mich und die anderen Seminarteilnehmer zum Schmunzeln und auch zu einem zustimmenden Kopfnicken veranlasst hat (sicherlich kennen auch Sie solche oder ähnliche Geschichten aus Ihrem eigenen Alltag).

Die junge Frau arbeitete in einem Großraumbüro, in dem der Drucker für alle Mitarbeiterinnen und Mitarbeiter zentral in der Mitte des Raumes platziert war. Sie hatte einige Dokumente zum Ausdrucken vorbereitet und nachdem sie an ihrem PC auf den »Drucken«-Button geklickt hatte, machte sie sich auf den Weg zum Drucker. Dabei wurde sie zuerst von einer Kollegin, die eine Frage zum aktuellen Projekt hatte, aufgehalten.

Kaum hatte sie sich wieder in Richtung Drucker aufgemacht, kam Ihr ein weiterer Kollege freudestrahlend entgegen. Er war gerade aus einem mehrwöchigen Urlaub zurückgekehrt und fragte sie, ob sie Lust hätte, einen Kaffee trinken zu gehen, so dass er ihr von seinem Urlaub erzählen könne. Es war 10.00 Uhr am Vormittag und ohnehin Zeit für eine Kaffeepause. Gesagt, getan, die beiden machten sich gemeinsam auf den Weg zur Teeküche.

Nach der Kaffeepause ging die junge Frau direkt wieder zu ihrem Arbeitsplatz zurück. Sie setzte sich, starrte in den Rechner (so ihre Worte) und überlegte: »Was wollte ich denn jetzt eigentlich gerade machen?« Auf einmal fiel es ihr wie Schuppen von den Augen, »Ach, ich wollte ja eigentlich zum Drucker gehen …!« Die Aktion hatte sie insgesamt 30 Minuten gekostet und sie war ohne Ausdrucke an ihren Arbeitsplatz zurückgekehrt.

Sicherlich ist es Ihnen auch schon einmal so gegangen! Auch ich bin nicht frei davon, mich ablenken zu lassen. Ich wohne z.B. in einem dreistöckigen Haus. Da kommt es häufiger vor, dass ich von ganz oben ins unterste Geschoss muss, weil ich dort etwas erledigen will. Bis ich unten angekommen bin, habe ich viel getan, nur nicht das, was ich ursprünglich tun wollte … Es ist übrigens völlig normal, dass uns solche Dinge passieren, solange es nicht überhandnimmt.

Wenn Sie aber gezielt daran arbeiten möchten, sich weniger ablenken zu lassen, kann die Zentrierung mittels der Übungen, die Sie auf den nächsten Seiten finden (in Verbindung mit den Tipps und Tricks aus Kapitel 3.6), ein sehr hilfreiches Werkzeug sein!

Übungen zum »Trichter«

Fingerspringen

Legen Sie den Daumen der rechten Hand an den Zeigefinger der rechten Hand. Dann »springen« Sie mit dem Daumen zum zum Mittelfinger, zum Ringfinger und schließlich zum kleinen Finger. Nun springen Sie mit dem Daumen wieder zurück bis zum Zeigefinger. Machen Sie die Übung ein paarmal vorwärts und rückwärts.

Legen Sie nun den Daumen der linken Hand an den kleinen Finger der linken Hand. »Springen« Sie nun mit dem Daumen zunächst zum Ringfinger, dann zum Mittelfinger und schließlich zum Zeigefinger. Machen Sie die Übung auch mit dieser Hand ein paarmal vorwärts und rückwärts.

Jetzt versuchen Sie die Übung mit beiden Händen gleichzeitig! Bitte beachten Sie, dass der Daumen der rechten Hand beim Zeigefinger startet und der Daumen der linken Hand beim kleinen Finger – sie springen also gegengleich, nicht parallel!

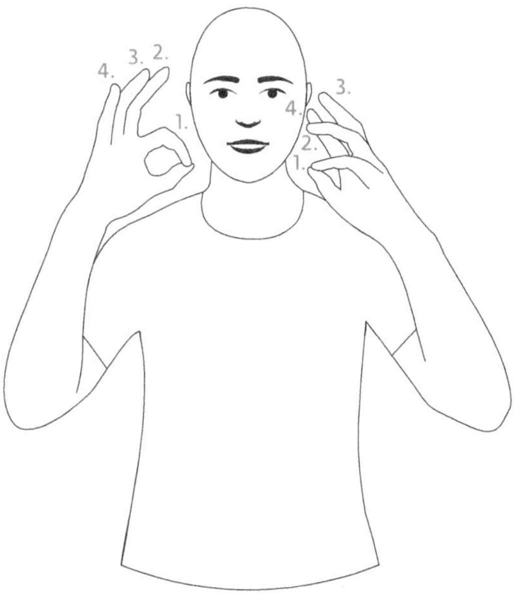

Sollte das auf Anhieb nicht funktionieren, tippen Sie die Finger zunächst parallel, bis Sie in einen entspannten Fluss kommen, und starten Sie dann einen weiteren »gegengleichen« Versuch.

Übung macht den Meister! Sie werden es schaffen und irgendwann Ihr Lieblingslied dazu singen können ☺.

Augenbewegung

Fokussieren Sie den Daumen Ihrer nicht-dominanten Hand, der Arm ist dabei gerade nach vorne ausgestreckt. Führen Sie den Daumen langsam von links nach rechts, dann von rechts nach links. Anschließend führen Sie den Daumen von oben nach unten und von unten nach oben. Verfolgen Sie den Daumen nur mit den Augen (also ohne den Kopf mitzubewegen).

Wechseln Sie nun den Daumen und führen Sie diesen von links unten nach rechts oben, anschließend von rechts unten nach links oben, so als würden Sie ein »X« in die Luft zeichnen. Zeichnen Sie anschließend mit diesem Daumen eine liegende Acht, dann eine stehende Acht und zum Schluss ein großes Kreuz. Dabei bleibt Ihr Arm ausgestreckt, die Halswirbelsäule bleibt gerade. Vergessen Sie nicht, Ihrem Daumen (nur) mit den Augen zu folgen!

Steigerungen/Varianten: Wenn Sie eine Steigerung möchten, können Sie dabei laut die 8er-Reihe des kleinen Einmaleins bis 80 vorwärts und rückwärts sprechen (Sie starten mit 8, 16, 24, 32, 40, … bis 80, dann 80, 72, 64, 56 usw.).

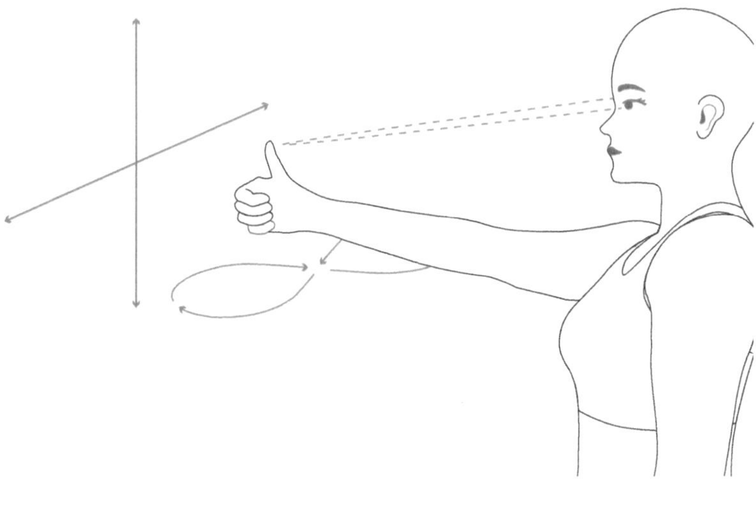

Wichtiger Hinweis: Mitunter bekommen Menschen mit Migräneneigung bei dieser Übung Kopfschmerzen. Setzen Sie die Übung in dem Fall in Ihrem individuellen Tempo um, so wie es für Sie möglich ist.

7 Schlussgedanken

Raus aus der Komfortzone – auch ich bin ein Gewohnheitstier

Um dieses Buch zu schreiben, habe ich mir einen Traum erfüllt und mich für zwei Wochen auf die Insel Föhr zurückgezogen. Für mich ist diese Insel das Sinnbild von Kreativität, mein Gehirn sprudelte dort so viele Worte auf einmal heraus, dass meine Finger oft gar nicht hinterhergekommen sind.

Jeden Morgen bin ich, um den Kopf fürs Schreiben frei zu bekommen, eine Stunde stramm an der Nordsee spaziert und habe mich gedanklich auf den Tag vorbereitet. Jeden Morgen zur selben Uhrzeit derselbe Weg. Danach bin ich immer auf demselben Weg zum selben Bäcker gegangen, um mir ein Brötchen fürs Frühstück zu kaufen (Sie sehen … Routine).

Ich muss zugeben: Obwohl mir die Backware nicht besonders geschmeckt hat, habe ich mir keine Gedanken darüber gemacht, ob es eventuell noch einen zweiten Bäcker gibt. Es war Herbst und die Insel befand sich schon im Winterschlaf. Viele Geschäfte waren bereits geschlossen und sehr wenige Touristen hielten sich auf der Insel auf.

An meinem letzten Morgen auf der Insel bin ich aus meiner gewohnten Routine ausgebrochen, habe meine Runde etwas ausgedehnt und mich dann über einen anderen Weg zum Bäcker meines Vertrauens aufgemacht.

Und siehe da, nur wenige Meter von meinem bisherigen Bäcker entfernt gab es eine weitere Backstube, die schon von außen unheimlich gemütlich aussah. Und mein Gefühl hat mich nicht getäuscht! Die letzten Brötchen meiner Autorenreise habe ich dann bei einem traditionellen Inselbäcker gekauft und ich kann Ihnen sagen … die waren so LECKER!

Wir stecken so oft in Mechanismen und Routinen, die uns unzufrieden, unglücklich und irgendwann einmal krank machen.

Ich wünsche Ihnen die Kraft und den Mut, genau in diesen Situationen einmal aus der Komfortzone herauszutreten, um andere Wege auszuprobieren.

Das Gute dabei ist, es kann nicht schlechter werden – und wenn doch, gehen Sie eben wieder in den Urzustand zurück. Ihr Risiko ist also überschaubar.

Das Gute ist aber auch, es kann viel besser werden! Ich hätte beispielsweise etwas versäumt, wenn ich bei meinem letzten Frühstück auf der Insel nicht so ein leckeres Brötchen hätte genießen können!

Ich wünsche mir, dass mein Buch Sie mit einer ganzen Reihe von Anregungen, Tipps und Tricks und meinen vielen Gedanken (die noch viel mehr Bücher füllen können) dabei begleitet.

Ihr Gehirn freut sich und es teilt seine Freude immer sehr gerne, in diesem Fall mit IHNEN. Also:

GEHIRN AN – STRESS AUS!

Alles Gute für Sie!
Ihre Heidrun Link

8 Häufig gestellte Fragen

Was ist Gehirnfitness nach der LINK MOVES®-Methode?
Gehirnfitness nach der LINK MOVES®-Methode ist ein ganzheitliches Training zur Förderung der koordinativen und kognitiven Fähigkeiten und zur Unterstützung beim Abbau von Stress und Stresssymptomen. Das Konzept wurde entwickelt aus den verschiedenen Bereichen des Sports, der modernen Gehirnforschung, der Kinesiologie sowie der Gehirngymnastik, verbunden mit Elementen aus der Bewegungspädagogik (erstmalig im Jahr 2000 unter dem Namen *Coybra (Coach Your Brain) sportlich leichter lernen* unter der Leitung von Winfried Möck).

Wie wirkt das Gehirnfitnesstraining gegen Stress?
Durch gezielte Bewegungsübungen werden bestimmte Gehirnareale angesprochen und die Vernetzung von rechter und linker Gehirnhälfte verbessert.

Unter Stress greift der Körper auf seine dominanten Seiten zurück. Dies ist im Notfall zwar gut und wichtig, um bei Gefahr schnellstmöglich reagieren zu können, und sicherte unseren Vorfahren das Überleben. In unserer heutigen Zeit sind wir jedoch sehr vielen und vor allem andersartigen Stressfaktoren ausgesetzt, denen wir, im Unterschied zu unseren Vorfahren, nicht immer entkommen können. Im Beruf, in Ausbildung, Schule oder Studium, oder in unserer Familie werden viele Erwartungen an uns gestellt. Schnell fühlen wir uns dann unter Druck gesetzt, zumal wenn wir glauben, diese Erwartungen nicht erfüllen zu können.

Auch dann greift der Notfallmechanismus unserer Ahnen und unser Körper wird in Alarmbereitschaft versetzt – wir geraten also in Stress, auch wenn diese Strategie uns heutigen Menschen leider oft gar nicht guttut. Vor allem, wenn daraus chronischer Stress wird, denn der ist nicht nur schlecht für unser Herz-Kreislauf-System. Bei chronischem Stress oder in einer akuten Stresssituation neigen wir nämlich außerdem dazu, ausschließlich auf unsere dominanten, also unsere starken Gehirn- und Körperhälften zurückzugreifen, um schneller wieder Herr der Lage zu werden. Auf Dauer führt diese dauerhaft einseitige Belastung der dominanten Gehirn- und Körperhälften allerdings zu Leistungsausfall – und schon sind wir in der Stressspirale gefangen.

Hier setzen die Gehirnfitnessübungen nach LINK MOVES® an, durch die ganz gezielt die nicht-dominanten Seiten trainiert und gestärkt werden können. Bei regelmäßigem Üben erhöhen wir damit automatisch unsere Stressresistenz. Zudem können die Übungen auch in einer akuten Stresssituation dabei helfen, Körper und Gehirn zu entlasten, indem sie die Gehirnaktivität so beeinflussen, dass wir wieder in einen Modus der Entspannung kommen.

Was bringt mir das LINK MOVES®-Training? Kann ich es auch gezielt einsetzen, um meine Konzentrationsfähigkeit zu verbessern?
Durch die Übungen bauen wir an unserer eigenen Datenautobahn. Je breiter diese ist, desto weniger stehen wir, sinnbildlich gesprochen, im Stau. Das Training kann Ihnen z. B. dabei helfen, aus einem Konzentrationstief herauszukommen, bzw. dabei, sich besser und länger konzentrieren zu können. Viele Teilnehmer und Teilnehmerinnen berichten zudem, dass durch das Training ihre Tagesmüdigkeit abgenommen habe, oder dass ihnen das Lernen leichter falle und mehr Spaß mache. Einige gaben an, dass sie in Teambesprechungen nur so vor Ideen sprühen würden, andere wiederum, dass sie durch das unterstützende Training besser durchschlafen könnten.

Welche koordinativen und kognitiven Fähigkeiten können durch das LINK MOVES®- Training unterstützt werden?
Mit den Bewegungsübungen des LINK MOVES®-Trainings werden viele Bereiche der Motorik unterstützt:

- Gleichgewichtsfähigkeit
- Orientierungsfähigkeit
- Reaktionsfähigkeit
- Rhythmisierungsfähigkeit
- kinästhetische Differenzierungsfähigkeit
- Umstellungsfähigkeit
- Kopplungsfähigkeit

Außerdem fördert das LINK MOVES®-Training die folgenden kognitiven Fähigkeiten:

- Wahrnehmung und Aufmerksamkeit
- Lern- und Konzentrationsfähigkeit
- Denk- und Erinnerungsvermögen
- lösungsorientiertes Denken/Problemlösungsfähigkeit

Wie wirken sich die Übungen auf mein körperliches und psychisches Wohlbefinden aus?
Die Gehirnaktivität gilt als entscheidender Faktor für den Erhalt und die Steigerung der körperlichen und mentalen Stärke und somit für eine ausbalancierte Lebensqualität. Die Übungen der LINK MOVES®-Methode zielen damit nicht nur auf eine Verbesserung der zuvor genannten koordinativen und kognitiven Fähigkeiten ab, sondern tragen zu einem aktiven Körperbewusstsein und einem verbesserten Körpergefühl bei. Persönliche Ressourcen werden gestärkt und das lösungsorientierte Denken gefördert. Bei konsequentem Training entsteht eine positive Grundhaltung, die zur individuellen Persönlichkeitsentwicklung beiträgt.

Für wen eignen sich die Übungen?
LINK MOVES® ist eine Methode, mit der jeder bis ins hohe Alter, vom Schulkind bis zum Senior, geistig fit bleiben kann. Die Übungen eignen sich für sportliche und weniger sportliche Menschen, sind leicht zu erlernen und sorgen garantiert für gute Laune.

Pädagogen, Erzieher, Pflegepersonal in Altenheimen, Ergo- und Physiotherapeuten, Übungsleiter, Coaches und viele andere Berufsgruppen sowie auch Führungskräfte und Teamleiter im Allgemeinen können die Basisübungen nutzen, um sie selbständig durchzuführen und weiterzugeben.

Wie oft sollte ich üben? Wann sollte ich üben?
Natürlich gilt: je öfter, desto besser. Allerdings ohne Druck, sonst ist der Nutzen gering. Viele Menschen lassen täglich ein paar kurze Übungen in den Alltag miteinfließen, andere treffen sich zweimal in der Woche mit Kolleginnen und Kollegen zur 15-minütigen »bewegten« Pause. Wieder andere besuchen einmal in der Woche einen 60-minütigen Kurs. Wie oft Sie üben, liegt ganz in Ihrer Hand. Eine tägliche Übungszeit von 10 Minuten ist optimal, 5 Minuten sind aber auch schon gut. Am besten üben Sie immer zur selben Uhrzeit, beispielsweise in der Mittagspause, um danach wieder frisch und geistig gestärkt zurück an die Arbeit zu gehen. Dabei lege ich großen Wert darauf (und das sollten Sie auch), dass die Übungen Spaß machen!

Was brauche ich, um Gehirnfitnesstraining nach LINK MOVES® ausüben zu können?
Für die meisten Übungen brauchen Sie keine Hilfsmittel. Sie sollten lediglich darauf achten, ausreichend Platz um sich herum zu haben – eine Armlänge genügt schon. Einige Übungen werden mit einer Augenklappe oder einem Antistressball durchgeführt. Beides können Sie im Handel, z.B. in Apotheken, oder online unter https://linkmoves.de/lm-shop erwerben. Und für alle, die gerne

selbst basteln: Tipps, wie Sie sich ganz einfach einen Antistressball basteln können, finden Sie auf S. 131. Eine Vorlage für die Augenklappe finden Sie auf S. 146 oder in den Downloadmaterialien zu diesem Buch.

Für einige wenige Übungen braucht man zudem einen Partner, manche können man außerdem mit mehreren Partnern durchgeführt werden.

Was mache ich, wenn ich nicht alle Übungen so durchführen kann wie beschrieben?
Jede Übung kann in unterschiedlichen Schwierigkeitsstufen umgesetzt und immer weiter gesteigert werden, je nach eigenen Vorlieben und auch Vorkenntnissen. Zusätzlich dazu finden Sie bei manchen Übungen auch nützliche Hinweise und Tipps, die Ihnen bei der Durchführung helfen oder mit denen Sie selbst eine Übung variieren können. Wenn eine Übung gar nicht geht, können Sie sie auch erst einmal überspringen und es zu einem späteren Zeitpunkt noch einmal versuchen. Oder Sie lassen sie ganz weg, auch das ist nicht schlimm.

Gibt es Einschränkungen? Wann sollte ich das Gehirnfitnesstraining besser nicht durchführen?
Da die Übungen so vielfältig und zudem in verschiedenen Schwierigkeitsstufen anwendbar sind, gibt es im Grunde keine Einschränkungen. Sollte Ihnen das Stehen aus körperlichen Gründen nicht oder nur eingeschränkt möglich sein, können viele Übungen auch im Sitzen durchgeführt werden. Wenn Sie unter Störungen der Hirn-, Rückenmarks- oder Nervenfunktion leiden (z.B. nach einem Schlaganfall oder bei Parkinson) und starke körperliche und kognitive Einschränkungen haben, ist es natürlich immer ratsam, Rücksprache mit dem behandelnden Arzt zu halten.

Ich habe Migräne. Kann ich die Übungen trotzdem bedenkenlos machen?

Da es viele verschiedene Formen von Migräne gibt, ist es von Mensch zu Mensch sehr unterschiedlich, ob die Übungen vertragen werden oder nicht. Jeder Körper ist anders und reagiert individuell auf die Übungen. Was für den einen eine unterstützende und hilfreiche Übung sein kann, kann bei dem anderen zu Kopfschmerzen oder sogar Migräne führen. Daher bitte ich die Teilnehmerinnen und Teilnehmer meiner Seminare, achtsam mit sich selbst umzugehen und auf die Signale ihres Körpers zu achten. Bei einer starken Migräne ist es jedoch immer ratsam, mit dem behandelnden Arzt zu sprechen, bevor Sie mit den Übungen beginnen.

Wo kann ich Gehirnfitnessübungen nach LINK MOVES® unter professioneller Anleitung machen? An wen muss ich mich dazu wenden?

Das Training LINK MOVES® findet in vielen Firmen, Schulen und Fitnessstudios statt. Immer wieder halte ich auch öffentliche Vorträge und biete offene Seminare für Menschen an, die LINK MOVES® kennenlernen möchten. Zudem bieten ausgebildete LINK MOVES®-Trainer in ganz Deutschland und der Schweiz Workshops und Kurse an. Weitere Informationen finden Sie unter: https://linkmoves.de/

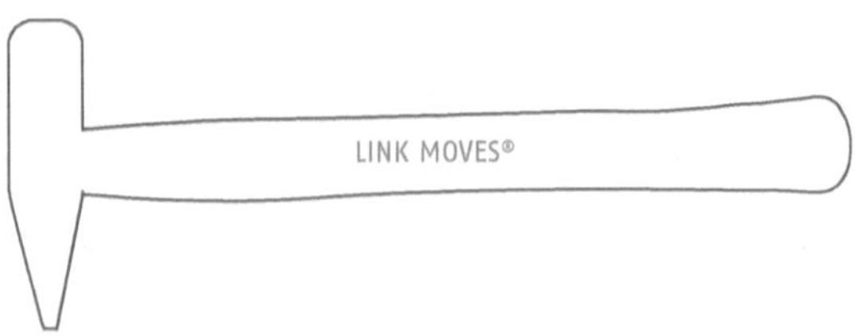

Dank

Mein erster und ganz besonderer Dank geht an meine Mitarbeiterin Stefanie Kübrich.

Von Stunde »Null« an warst Du an meiner Seite! Du hast mich zu jeder Zeit ermutigt, ermahnt und erheitert. Durch Dich und mit Dir war dieser Weg sowie die Entwicklung meines Unternehmens in dieser Form möglich. Durch Dich konnte dieses Buch so werden, wie es jetzt ist.

Danke, liebe Verena, für Deinen unabdingbaren Glauben an mich und meine Arbeit. Du hast zu jeder Zeit das Feuer in mir gesehen und mir zu jeder Tages- und Nachtzeit Mut zugesprochen, wenn ich es gebraucht habe. Danke für eine so lange, wertvolle und wichtige Freundschaft.

Danke Armin, Du selbst hast das Gehirnfitnessfeuer in Dir und hast es geschafft, Deine unendliche Leidenschaft für dieses Thema auf mich zu übertragen.

Danke Winfried Möck, Du bist der Urvater dieser großartigen Idee und Methode. Du hast das Potenzial in mir entdeckt und mich ermutigt, ein eigenes Konzept daraus zu machen. Du bist mir bis heute ein wichtiger Ratgeber geblieben!

Danke an alle bereits ausgebildeten LINK MOVES®-Trainer und -Trainerinnen sowie Multiplikatoren, die mit der gleichen Leidenschaft und Freude wie ich Menschen bewegen. Ich bin stolz auf jeden einzelnen von Euch!

Danke Herr Paratalidis, Sie haben das Fundament für ein erstes Kennenlernen mit dem Klett-Cotta Verlag gelegt.

Danke an die Mitarbeiter und Mitarbeiterinnen der Klett Gruppe und des Klett-Cotta Verlags, allen voran Eva Kütterer, Herrn Dr. Beyer, Frau Dr. Annegret Boll und meiner Lektorin Stephanie Born. Sie haben mein Exposé aus der Flut der Angebote ausgewählt und sich die Zeit genommen, sich mit meinem Herzensthema auseinanderzusetzen, die Leidenschaft gespürt und erkannt, was für ein wertvolles Werk daraus entstehen kann.

Mein erstes Buch, auf das ich unendlich stolz bin.

Anmerkungen

1 World Federation for Mental Health (Hrsg.) (2012): DEPRESSION: A Global Crisis. World Mental Health Day, 10 October 2012.

2 Rushton, Philippe J. (1993): Corrections to a paper on race and sex differences in brain size and intelligence. Personality and Individual Differences 15(2), S. 229–231. https://doi.org/10.1016/0191-8869(93)90031-W

3 Graumann, Walther & Sasse, Dieter (2005): CompactLehrbuch der gesamten Anatomie, Bd. 4: Sinnessysteme, Haut, ZNS, Periphere Leitungsbahnen. Stuttgart: Schattauer, S. 215.

4 Herculano-Houzel, Suzana (2011): Scaling of Brain Metabolism with a Fixed Energy Budget per Neuron: Implications for Neuronal Activity, Plasticity and Evolution. PLoS ONE 6(3): e17514. https://doi.org/10.1371/journal.pone.0017514

5 Näheres zum Thema Ernährung und Gehirn erfahren Sie in Folge 22 meines Podcasts »Gehirn an – Stress aus« unter https://linkmoves.de/podcast_antenne1, oder in »Was das Gehirn essen will« von Aileen Burford-Mason (2018).

6 Ito, H., Kanno, I. & Fukuda, H. (2005): Human cerebral circulation: positron emission tomography studies. Ann Nucl Med. 19(2): S. 65–74 (https://doi.org/10.1007/BF03027383).

7 Herculano-Houzel, Suzana (2009): The Human Brain in Numbers: A Linearly Scaled-up Primate Brain. Front Hum Neurosci. 3, 31: S. 1–11. https://doi.org/10.3389/neuro.09.031.2009

8 Moll, Gunther, Dawirs, Ralph, Niescken, Svenja (2008): »Hallo, hier spricht mein Gehirn«. Eine Entdeckungsreise von der Zeugung bis zum Schulanfang. 3. Auflage. Weinheim: Beltz.

9 Giedd, J. N., Blumenthal, J., Jeffries, N. O., Castellanos, F. X., Liu, H.,

Zijdenbos, A., Paus, T., Evans, A. C. & Rapoport, J. L. (1999): Brain development during childhood and adolescence: a longitudinal MRI study. Nat Neurosci 2(10): S. 861–863. https://doi.org/10.1038/13158
10 Bherer, L., Erickson, K. I. & Liu-Ambrose, T. (2013): A Review of the Effects of Physical Activity and Exercise on Cognitive and Brain Functions in Older Adults. J Aging Res. https://doi.org/10.1155/2013/657508
11 MedizInfo®Geriatrie – Gesundheit und Alter (o. J.): Veränderungen der Organsysteme im Alter: Gehirn und Psyche. http://www.medizinfo.de/geriatrie/veraenderungen/gehirn.shtml (Abruf 2. 1. 2020)
12 Eriksson, P. S., Perfilieva, E., Björk-Eriksson, T., Alborn, A. M., Nordborg, C., Peterson, D. A. & Gage, F. H. (1998): Neurogenesis in the adult human hippocampus. Nat Med. 4(11): S. 1313–1317. https://doi.org/10.1038/3305
13 Alzheimer Forschung Initiative e. V. (AFI) (o. J.): »Ich habe mich sozusagen verloren«. Die Geschichte der Alzheimer-Krankheit. https://www.alzheimer-forschung.de/alzheimer/wasistalzheimer/geschichte-alzheimer-krankheit/ (Abruf 5. 1. 2020)
14 Snowdon, Dan (2001): Lieber alt und gesund. München: Karl Blessing.
15 Allen, S., Damasio, H. & Grabowski, T.S. (2002): Normal neuroanatomical variation in the human brain: an MRI-volumetric study. American Journal of Physical Anthropology 118(4): S. 341–358.
16 Damásio, António (2013): Selbst ist der Mensch: Körper, Geist und die Entstehung des menschlichen Bewusstseins. München: Pantheon, S. 169.
17 eco – Verband der Internetwirtschaft e. V. (2013): eco: 500 Mrd Euro Jahresverlust durch E-Müll, 18. 4. 2013. https://www.presseportal.de/pm/6699/2453485 (Abruf 7. 1. 2020)
18 Weber, Nina (2010): Die Frau, die keine Angst kennt. SPIEGEL Wissenschaft, 17. 12. 2010. https://www.spiegel.de/wissenschaft/mensch/hirnforschung-die-frau-die-keine-angst-kennt-a-735145.html (Abruf 2.1.2020)
19 Macedonia, Manuela (2018): Beweg dich! Und dein Gehirn sagt Danke. Wien: Brandstätter, S. 24–26.

20 Deutsche Hochschule für Prävention und Gesundheitsmanagement (2019): Unser neuronales Belohnungssystem – Motivator unseres Handelns, 8. 10. 2019. https://www.dhfpg.de/newsroom/aktuelles/details/news/unser-neuronales-belohnungssystem-motivator-unseres-handelns.html (Abruf 22. 10. 2019)

21 Moll, J., Krueger, F., Zahn, R., Pardini, M., de Oliveira-Souza, R. & Grafman, J. (2006): Human fronto-mesolimbic networks guide decisions about charitable donation. PNAS 103(42): S. 15623 – 15628. https://doi.org/10.1073/pnas.0604475103

22 Watts, R. Taylor W., Duncan, J. Duncan & Quan, Haonan (2018): Revisiting the Marshmallow Test: A Conceptual Replication Investigating Links Between Early Delay of Gratification and Later Outcomes. PubMed 29(7): S. 1159 – 1177. https://doi.org/10.1177/0956797618761661

23 di Pellegrino, G., Fadiga, L., Fogassi, L., Gallese, V. & Rizzolatti, G. (1992): Understanding motor events: a neurophysiological study. Experimental brain research 91(1): S. 176 – 180. https://doi.org/10.1007/BF00230027

Literaturhinweise

Bauer, Jochen (2006): Warum ich fühle, was du denkst. Intuitive Kommunikation und das Geheimnis der Spiegelneuronen. 16. Auflage. München: Heyne.

Burford-Mason, Aileen (2018): Was das Gehirn essen will. Mentale Power durch richtige Ernährung. Stuttgart: Klett-Cotta.

Carter, Rita (2010): Das Gehirn. Anatomie, Sinneswahrnehmung, Gedächtnis, Bewusstsein, Störungen. München: Dorling Kindersley.

Carter, Rita (2012): Gehirn und Geist. Eine Entdeckungsreise ins Innere unserer Köpfe. Heidelberg: Spektrum.

Damásio, António (2013): Selbst ist der Mensch: Körper, Geist und die Entstehung des menschlichen Bewusstseins. München: Pantheon.

Hannaford, Carla (2013): Mit Auge und Ohr, mit Hand und Fuß: Gehirnorganisationsprofile erkennen und optimal nutzen. 8. Auflage. Kirchzarten bei Freiburg: VAK.

Hasler, Gregor (2019): Die Darm-Hirn-Connection. Revolutionäres Wissen für unsere psychische und körperliche Gesundheit. Stuttgart: Schattauer.

Kaluza, Gert (2015): Stressbewältigung. Trainingsmanual zur psychologischen Gesundheitsförderung. 3. Auflage. Berlin: Springer 2015.

Macedonia, Manuela (2018): Beweg dich! Und dein Gehirn sagt Danke. Wien: Brandstätter.

Moll, Gunther, Dawirs, Ralph, Niescken, Svenja (2008): »Hallo, hier spricht mein Gehirn«. Eine Entdeckungsreise von der Zeugung bis zum Schulanfang. 3. Auflage. Weinheim: Beltz.

Scherder, Erik (2016): Lass dein Hirn nicht sitzen. Wie Bewegung das Denken verbessert, Depressionen lindert und Demenz vorbeugt. München: C. H.Beck.

Snowdon, Dan (2001): Lieber alt und gesund. Dem Altern seinen Schrecken nehmen. München: Karl Blessing.
Stenger, Christiane & Tiefenthal, Antje (2018): Deine bessere Hälfte. Warum wir Rechts- oder Linkshänder sind und was das für unser Leben bedeutet. Hamburg: Edel Books.
Tiki Küstenmacher, Werner (2016): Limbi. Der Weg zum Glück führt durchs Gehirn. München: Knaur.

Verzeichnis der Übungen und Aufgaben

Die Autorin

Heidrun Link ist ausgebildete Tanzpädagogin mit betriebswirtschaftlichem Hintergrund und hat als Gehirnfitnessexpertin das LINK MOVES®-Gehirnfitnesstraining entwickelt. Die Inhaberin der Marke LINK MOVES® und Geschäftsführerin der LINK MOVES® GmbH in Stuttgart steht als Referentin auf der Bühne, coacht und begleitet Führungskräfte und deren Mitarbeiter, gestaltet Teamentwicklungsworkshops und bildet in der LINK MOVES®-Academy Trainer aus. Als ehemalige Bühnentänzerin mit Wettkampferfahrung sowie Geschäftsführerin eines weltweit tätigen Unternehmens für Verhandlungsführung weiß sie genau, wie man mit stressigen Situationen umgeht. Mit Humor und Menschenkenntnis und durch ihre mitreißende, fröhliche und motivierende Art regt sie die Zuhörer und Teilnehmer ihrer Workshops zur Selbstreflexion und zum Umdenken an.